長生きはメンタルが9割

心と体の寿命をのばす
ストレスのない
生き方

和田秀樹

徳間書店

はじめに

日本の医療で不思議に思うことの一つに、体の健康については世界でもっとも気をつかう国民なのに、心の健康には概して無頓着なことがあります。

たとえば、風邪をひいた程度で医者にかかる国というのは、国民皆保険が充実している日本くらいです。

一方で、世界の先進国のなかで、自殺行動を起こした人が、医者にかつぎこまれてはじめて精神科にかかるとか、自殺をした人が、それまでにまったく精神科にかかっていなかったというのが当たり前の国も日本くらいしかありません。

健康診断にしても、ちょっとした数値の異常までも過剰に気にしますし、それに対して医者から食事制限の指示があれば、食べたいものを控え、飲みたいお酒も我慢する。血圧や血糖値を下げる薬を飲むと、ふらつきなど体調が悪くなるケースは珍しくありませんが、それでも医者の言いつけを守って薬を飲み続ける。日本人には、そういう人が少なくありません。

一方で、このような我慢ばかりの暮らしがストレスになることを気にする人もあまりいません。

じつは、高齢になるほど、メンタルの不調が寿命に直結します。

各種の地域住民調査から、高齢者（65歳以上）の約5％がうつ病であることが明らかになっていますが、この割合は若者より高いのです。そして、高齢になるほど自殺が増えることも知られています。

また、現在の日本人の死因で断トツのトップはがん（悪性新生物）ですが、がんの予防のためには免疫機能を高く保ち、身体にできた出来損ないの細胞を免疫が殺すことが重要だと考えられています。ところが、この免疫機能はストレスでメンタルが弱ると下がってしまうのです。

日本人の多くが検査データに一喜一憂するのは、おおむね欧米の健康常識に従うからです。

　たしかに、ほとんどの国で心疾患が死因のトップである欧米では、血圧や血糖値、コレステロール値を下げ、やせることが長生きには大切です。しかし、がんが死因のトップの日本では、その手の欧米の健康常識に従うことはストレスやうつ病の原因になってしまうのです。しかも、最近の研究では、ストレスが糖尿病にも悪いことがわかってきました。

　要するに、高齢になるほどメンタルを大切にしてストレスのない生活を送ることが、うつ病やがん、そのほかの病気を防ぐことにつながるのです。高齢になるほどメンタルを大切にすることが、健康の第一条件になるわけです。

　ところが日本の医療では、その逆のことが当たり前のように行われています。コロナ禍でも、とにかく行動を自粛しろと言われ、外出から会食、人と直接しゃべることまで強く規制されました。精神科医の立場からすると、すべてメンタルに悪いことばかりです。内科の医者が、メンタルを無視して、検査データを正常にするために我慢を強要するように、感染症の専門家たちは、基本的にメンタルについての配慮はありませんでした。

　また、メンタルを保つためのよいアドバイスがなかなか見つからないのも事実です。

メンタルを保つには、ものの考え方も、生活も、栄養もとても大切なものです。

そこで、高齢者医療を専門とする医者の立場から、そして精神科医の立場から、メンタルの健康のためのアドバイスをさせていただこうと思って書いたのが本書です。

本書がみなさんのこれからの健康につながれば、著者として幸甚このうえありません。

長生きはメンタルが9割　心と体の寿命をのばすストレスのない生き方――目次

第1章　高齢者ほどメンタルが重要になる

第2章　脳の老化を防いでメンタルを強くする方法

第3章　日々の生活に訪れるメンタル危機に備える

第4章　本当に気をつけるべきは「老人性うつ」

第5章　認知症との上手なつきあい方

第6章　100歳まで若いメンタルを保つ生活術

装丁／井上新八

第1章　高齢者ほどメンタルが重要になる

メンタル崩壊の危機が訪れる高齢者

私は35年にわたり、高齢者専門の精神科医を務めてきました。臨床経験を重ねるなかで感じたのが、高齢者にとってはメンタルをいい状態で保つことが、健康や長生きにとって非常に重要だということです。

高齢というと、多くの方が糖尿病や高血圧といった病気、あるいは肩や膝の関節痛、筋力の衰えや認知症などについて心配されます。これらについての書籍やサプリメント、民間療法などもたくさんあります。

しかし、高齢者のメンタルについては、周りも本人も、あまり気にされないことが多いのではないでしょうか。周りからすれば、高齢者は人生経験が豊富で、しかも仕事をリタイアしていれば嫌な人間関係やプレッシャーも少ないという先入観があります。また、本人にしても、知らず知らずのうちに抱えているストレスに気づかないため、メンタルについては見過ごされているように思えるのです。

しかし、じつは高齢者にはメンタルの危機が何度も訪れます。さまざまなストレスを突発的に、あるいは日常的に抱えてしまうことが少なくないのです。

たとえば、日本は自殺大国といわれますが、60歳以上の高齢者の自殺は自殺全体の４割近く（２０２２年は38・９％）にのぼっています。

２０２２年の調査では、10～39歳までの死因の１位は自殺です。いうまでもありませんが、若い人の場合は病気で亡くなる割合が小さいですから、必然的に自殺が上位になってしまうわけです。

40歳以降になると、年代が下がるにつれて自殺は順位を下げていくのですが、それはがんや心疾患といった病気による死亡率が上がるからです。とはいえ、自殺は60～64歳の男女の死因５位で、男性においては死因５位、女性では死因４位になっています（２０２２年）。

しかも、60代よりも70代、70代より80代のほうが自殺死亡率は高いのです。命まで奪ってしまうという意味で、高齢者のメンタルの危機はとても怖いものなのです。

高齢者だからといって平穏なメンタル状態なのではなく、さまざまなストレスを抱えていることがわかります。とりわけ高齢者のうつ病は、物忘れや睡眠障害、食欲低下などをともなうことが多いのですが、周りも本人も単なる老化現象だと思い込んで、見過ごされることが少なくないのです。

また、後述しますが、メンタルの危機はがんをはじめとするさまざまな病気を促進させる原因にもなります。

そのため、いかにメンタルを健やかに保つかということが、健やかな長生きのためにとても重要なのです。

肉体の老化より先に始まる「感情の老化」

令和3年度（2021年）に内閣府が60歳以上の男女4000人に対して行った調査では、将来の日常生活全般についての不安として、「自分や配偶者の健康や病気のこと」（70・3%）がもっとも高く、次いで、「自分や配偶者が寝たきりや身体が不自由になり介護が必要な状態になること」（60・3%）、「生活のための収入のこと」（31・9%）、「子どもや孫などの将来」（29・7％）が続きます（令和３年度高齢者の日常生活・地域社会への参加に関する調査結果）。

明治安田生命が２０１９年に行ったアンケート調査では、60代、70代が抱える健康不安（複数回答）として、「体力が衰えてきた」（57・1％）、「ストレスが溜まる・精神的に疲れる」（24・4％）、「肥満が気になる」（22・1％）、「がんに罹患するのが怖い」（17・0％）、「脳梗塞等に罹患するのが怖い」（16・0％）、「糖尿病に罹患するのが怖い」（13・7％）、「心筋梗塞に罹患するのが怖い」（12・7％）、「その他」（9・5％）で、圧倒的に体力の衰えを不安視する高齢者が多いことがわかります。

しかし、高齢者医療を専門とする精神科医として、長年にわたり多くの高齢者と接してきた私の経験からいえるのは、多くの人の老化は、足腰などの「肉体の老化」よりも先に「感情の老化」から始まる、ということです。

感情の老化とは、まずは気力の衰えや意欲の減退というかたちで表れます。多くの場合、50代後半頃からなんとなくやる気が出ない、新しい仕事やつきあいが面倒になる、仲間うちの飲み会に出るのも億劫《おっくう》に思うことが増えてくるようになります。

じつは、こうした気力や意欲の衰えは、加齢による脳内の変化が大きく関係しており、おもに次の四つの変化によって引き起こされます。

①前頭葉の萎縮
②男性ホルモン（テストステロン）の減少
③神経伝達物質（セロトニンなど）の減少
④動脈硬化

順を追って説明していきましょう。

①前頭葉の萎縮による気力の減退

・萎縮は40代から始まり50代、60代以降に顕在化

人間の脳（大脳皮質）の表面積のうち、脳の各部が占める面積は、前頭葉41％、側頭葉

21％、頭頂葉21％、後頭葉17％となっています。

前頭葉がこれほど発達している動物は、ほかにはいません。前頭葉は感情機能や自発性を司《つかさど》っており、人間が人間らしくあるための非常に重要な部位です。

しかし、その前頭葉から老化が始まるのです。私は臨床現場で、膨大な数の脳のＣＴ（コンピュータ断層撮影）やＭＲＩ（磁気共鳴画像）などの検査画像を観察してきましたが、人間の脳のなかで最初に老化するのが前頭葉だということに気づきました。

そして、画像診断上の前頭葉の萎縮は、じつは40代から始まります。脳と頭蓋骨の隙間が少しずつ目に見えるようになってくるのです。これにより、少しずつ創造性や自発性、意欲が低下していきます。とはいえ、40代ではまだそれほど創造性や意欲の低下は顕著ではありません。

50代、60代と歳を重ねるにつれ、さらに前頭葉の萎縮が進むことで、気力や意欲の衰えが自分でも意識できるレベルとなり、行動にも表れるようになります。仕事がつまらなくなり、新しい人づきあいをするのが億劫で、初めての店に行くのも面倒になったりします。

・怒りやすくなる、若い人の話についていけなくなる

同時に、感情をコントロールする機能も衰えるため、ちょっと怒るとブレーキがきかなくなります。高齢になると怒りっぽくなるとされるのは、この前頭葉の萎縮が関係しているわけです。

また、高齢になるにつれて片づけられなくなる、服装に無頓着になる、出不精になって引きこもりがちになる、といったことの一因でもあります。

加えて、前頭葉は創造性にもかかわる部位ですので、クリエイティブな発想などがしだいにできなくなってきます。若い人の新しいアイデアについていけなくなってくるのです。

ただ、この前頭葉の萎縮による「感情機能の老化」は見過ごされがちです。というのも、前頭葉以外の、たとえば言語理解を司る側頭葉や計算能力に関係する頭頂葉は、日常的に使うためか、かなり高齢になるまで、比較的その機能は老化しないからです。

それゆえ、平均的に73歳くらいまでは言語性ＩＱ（文章や単語の意味を理解したり、文章を作成したりする能力）や動作性ＩＱ（物事を組み立てたり、形をつくったりする能力）を維持することもできるため、計算や文章を書いたりすることができて日常生活に支

障が出ません。

そのため、自分の感情機能が老化していることに気づかないことが多いのです。知らず知らずのうちに感情が老化するために頭を使わなくなり、気力が衰えるために外出もしなくなり、体も見た目も老け込んでいくことになります。仮に、言語性ＩＱや動作性ＩＱをとりあえず維持できても、それ以外の面での老化やボケが始まってしまうのです。

前頭葉の萎縮による気力低下を防ぐ方法は、第２章で紹介します。

②男性ホルモンの減少で人に対する興味が減退

・うつ症状を引き起こす原因にも

高齢になると意欲や気力が衰えてしまう原因は、前頭葉の萎縮だけではありません。とくに男性に多いのが、テストステロンという男性ホルモンの減少です。

男性は40代から男性ホルモンが目立って減少しはじめます。40代以降の男性がセックスレスになったり、物忘れが増えて記憶力が落ちはじめたりするのは、この男性ホルモンの減少が関係していることが多いのです。

男性ホルモンが減少すると、いろいろな意欲が落ちていきます。性欲のみならず、出世欲や、人間に対する興味もなくなっていきます。

定年後の男性が人づきあいが億劫になり、しだいに家に引きこもりがちになるケースが少なくないのも、男性ホルモンの減少が影響していると考えられています。これは「男性の更年期障害」とも呼ばれます。

アメリカ糖尿病学会（ＡＤＡ）の調査によれば、45歳以上の男性糖尿病患者は、非糖尿病患者に比べて、血中のテストステロンの数値が低いだけでなく、性機能障害（ＥＤ）を併発しやすいこともわかっています。ただし、これは糖尿病の治療による可能性もあると私は考えています。

また、男性ホルモンの減り方が大きいと、気分の極度の落ち込みや焦燥感が募るなど、うつ症状を引き起こす原因になります。

・高齢女性はむしろ男性ホルモンが増えて快活に

一方、女性は男性とは逆に、更年期を終えた頃から70代くらいまでは男性ホルモンが増えることがわかっています。50代を過ぎた男性が加齢とともに出不精になったり、人づきあいが少なくなっていく一方で、女性が女友達とランチしたり、習い事や旅行に積極的になったりしていくのは、男性ホルモンの増減が関係しているわけです。

一般的に、夫婦がつれあいを亡くしたときに、男性はがっくりときて老け込んでしまうのに対して、女性は新たな趣味を始めたりして生き生きしてくることが多いのも、この男性ホルモンが関係しているのです。

女性の加齢にともなう男性ホルモンの増加ですが、以前は、閉経後に女性ホルモンが減少することで、相対的に男性ホルモンが増えたように見えるのだと考えられていました。

ところが、東日本大震災の被災者などの調査のなかで、ホルモンがどのように増減しているかを研究したところ、女性は40代から60代にかけて、男性ホルモンが増えていることが明らかになったのです。

一般的に、女性の更年期障害は閉経の前後５年以内に表れることが多く、とくに治療を受けなくても、年齢とともに治まるケースも少なくありません。

しかしながら、男性の更年期障害は自然に治まることは難しいといわれています。また、女性の更年期障害ほど知られていないため、うつ病や適応障害などのほかの精神疾患と誤解されるケースも多く、適切な治療を受けるまでに時間がかかる傾向にあります。

とりわけ、日本人の場合は、男女ともに更年期に心の症状が強く表れる傾向があります。「うつ病」と診断される人にも、多数の更年期障害が含まれていると見られているのです。

欧米では、性ホルモンが減少すると、ＨＲＴ（ホルモン補充療法）を受けるのが普通のことであり、保険も適用されます。しかし、日本では、副作用を懸念し、男女ともにあまり使われていません。私は、女性も男性も、ホルモン補充療法をもっと利用したほうがいいと思います。たとえば、男性の場合は、各病院のメンズヘルス外来などを訪ねるといいでしょう。

私自身、男性ホルモンの錠剤と注射を利用していますが、体力に加えて、気持ちのうえでも元気になると感じています。

・あなたの男性ホルモンの状態から「感情年齢」を分析

『最強の男性ホルモン「テストステロン」の秘密』（クロード・ショーシャ、クロード・デール著、和田秀樹監訳・監修、ブックマン社）によれば、40代以降の男性が、男性ホルモンが減少しているかどうかを測る基準としては、以下のような項目が挙げられます。

・最近、お腹が出てきた
・昼間や仕事中に疲れやすくなった
・夕食後に眠くなるようになった
・イライラや不安、もの悲しさを感じるようになった
・性欲が衰えてきた
・体力や筋力が衰えてきた
・夜中にトイレに行く回数が増えた
・頭髪が薄くなってきた
・胸が大きくなってきた

・最近、顔色が悪くなってきた

この10の項目のうち3～5項目が当てはまるようなら、男性ホルモンが低下している可能性があります。該当する方は、食生活や運動などを見直したほうがいいでしょう。また、6項目以上が当てはまるようなら、男性更年期障害の可能性があるので、医者に相談したほうがいいでしょう。

量は男性の10分の1～20分の1程度ですが、前述したように、女性も男性ホルモンを分泌します。男性ホルモンは、大脳の視床下部から指令を受けた脳下垂体が、男性の場合はおもに精巣と副腎、女性の場合には卵巣や副腎に働きかけることで分泌されます。

加齢により精巣や卵巣、副腎の機能が衰えると、男性ホルモンは減少します。ですので、女性も3項目以上に当てはまるようなら、日々の生活を見直したほうがいいでしょう。

男性ホルモンを増やす方法については、第2章で解説します。

③神経伝達物質（セロトニンなど）の減少によるうつ症状

・「幸せホルモン」セロトニン

高齢になるにつれ、神経伝達物質である「セロトニン」も減少していきます。セロトニンは、脳の神経細胞の間で、刺激や興奮を伝える神経伝達物質の一つです。神経伝達物質といえば、ドーパミンやアドレナリンが有名ですが、セロトニンはそれらの分泌量のコントロールにも一役買っている、いわば神経伝達物質の司令塔です。

セロトニンは「幸せホルモン」とも呼ばれ、これが増えると活動意欲が増進し、幸せな気持ちになります。逆にセロトニンが不足すると、心のバランスがとりにくくなり、イライラを招くうえ、うつ病の原因にもなります。

・セロトニン不足がもたらす体の痛み

セロトニンは40代の頃から分泌量が減りだし、70代になるとその減少はさらに進むため、不安感が募り、意欲が低下し、うつ病になるリスクを高めます。前述したように、60代の死因の上位に自殺がランクインしたり、70代、80代の自殺死亡率が上がったりしているのも、このセロトニンの減少による「老人性うつ」の発症と大いに関係があると思われます。

また、セロトニンは「痛みの感受性」ともかかわっていて、セロトニンが不足するといろいろな痛みに過敏になります。そのため老人性うつでは、腰の痛みなどの身体症状が多くなります。

第2章では、このセロトニンの減少を防ぐ方法も述べています。

④動脈硬化により起こる「感情失禁」

・高齢者のほとんどに動脈硬化がある

血管の壁がいろいろな要因で厚くなったり、硬くなったりして、通り道が狭くなって血液が流れにくくなるのが動脈硬化です。動脈硬化は、脳の血管でも起こります。そして、これも気力や意欲を減退させる一因となります。高齢者のほとんどは、その害を受けているといっていいでしょう。

脳以外の部位に動脈硬化ができた場合は、「コラテラール」と呼ばれるサブの血流路ができて、ある程度までは血流も確保されます。しかし、脳の血管は非常に細く、その一つひとつが脳の小さな部位に血液を供給しているため、サブの血流路が形成されにくいのです。そのため脳の血流が悪くなりやすく、さまざまな脳の機能に支障が及ぶことになります。

脳の動脈硬化では、自発性の低下や泣き出すと止まらなくなるなど、感情に振りまわされる「感情失禁」を起こしやすくなります。

また、脳の動脈硬化は自発性の低下を招き、何もしないで1日中ぼーっとしていることが多くなります。そのため、認知症やうつ病と間違われることもよくあるのです。

そこまでひどくなくても、仕事のうえでの積極性がなくなったり、イニシアチブがとれなくなったりすることで、会社員生命まで危うくすることもあります。

脳の動脈硬化がさらに悪化して脳の血管がいくつも詰まってしまうと、脳血管性認知症の原因にもなります。

・高齢者のコレステロール制限は百害あって一利なし

ただし、動脈硬化は長い年月をかけて起こります。ですから、動脈硬化を予防するために若いうちにコレステロール摂取量を控えるのは効果的かもしれませんが、ほとんどの高齢者は、コレステロールの値に関係なく、加齢によってすでに動脈硬化が起こっていることが多いのです。そのような高齢者が、健康のためにとコレステロールを制限することは、意味がないどころか、じつは体にとってかえってよくありません。

後述しますが、高齢者ほどコレステロールを多く摂取したほうが、メンタルにも長生きにもいいのです。

認知症に起因しない「ボケ」は認知症を進行、悪化させる

このように、前頭葉の萎縮、男性ホルモンの低下、セロトニンの減少、動脈硬化などによって、周囲への興味や意欲などが低下するため、自発的な行動が減少します。また、物事への関心が薄れるため、物覚えも悪くなります。

そのため、周りからは認知症のように見えるのですが、実際には認知症ではなく、脳の老化に起因する「感情の老化」であることが少なくないのです。

実際、前期高齢者（65～74歳以前）では認知症有病率は３～４％くらいしかありません。つまり、70代前半までは認知症の人は１００人に４人程度しかいないのです。

こうした認知症に起因しない気力や記憶力の低下、いわゆる「ボケ」は、前期高齢者の10％くらいの人に起こるとされています。

ちなみに、認知症は程度の差はあれ、80代の後半になるとその割合が急速に増えていき、85歳以上の４割程度は軽症もふくめて認知症と診断されています。認知症は脳の病気で、現代の医学では多少の進行を遅らせることはできても、予防や治療はほぼ不可能です（もっとも、認知症が軽度であれば普通の生活を送ることもできますが）。

ですから、人生をよりよく生きるためには、80代後半に表れる、ある意味で不可抗力な認知症を恐れるより、その前に表れる「ボケ」の予防に努めていたほうがいいのです。

しかも後述するように、意欲や気力の減退が起こると免疫力を低下させるため、感染症やがんになりやすくなってしまうのです。加えて、認知症が進行する原因となったりします。

第2章では、前述した四つの脳の老化に対処する方法を述べていきます。

老人性の「隠れうつ」に要注意

ここで注意が必要なのは、気力や記憶力の低下という「ボケ」の症状は、うつの人にも表れることです。とりわけ、60代後半あたりからの老人性うつが原因で、ボケ症状が出ている可能性があるのです。欧米の各種住民調査では、高齢者の5％がうつだという数字もあります。

ところが高齢者の場合、本人あるいは家族がうつを心配して病院を訪れるというケースは非常に少なく、たまたま家族が認知症だと思って連れてきたら、認知症でなくてうつ病だったということのほうが圧倒的に多いのです。

意欲や記憶力、知的機能が衰えたということで「認知症ではないか」と疑った前期高齢者が診察を受けたところ、その症状はうつ病によるものであると判明することが少なくありません。

すなわち、前期高齢者の場合、ボケたと思われている人の７～８割がうつ病である可能性があるのです。これらの人をあわせると、高齢者のうつ病患者は１４０万～１５０万人はいると推測されます。しかしその大半は、未治療のままで過ごしているのです。

じつは高齢者のうつ病は、薬物治療に対する反応がいいこともあって十分に治せる病気です。うまく治療に結びつけることができれば、高齢者の自殺率もぐっと下がるでしょう。

にもかかわらず、高齢者で話題になるのは認知症のことばかりです。私が高齢者専門の精神科医だというと、たいていが認知症の専門家のように思われ、「どうしたら認知症になりませんか」「認知症を治す方法はありますか」といったことをよく聞かれます。

しかし認知症は、徘徊《はいかい》や幻覚、人格が変わってしまったような言動など、周辺症状の治療はできても、本質的な治療法はありません。

誰もが嫌う認知症ですが、軽症であれば普通の生活もできますし、認知症になった高齢者本人にしてみると、嫌なことが忘れられたり、知能が低下したこともあってニコニコしていて多幸的になったりすることが多いのです。

一方で、高齢者になってうつ病になり、治療も受けないとなると、死ぬまで気分が沈んだままで過ごさざるをえなくなります。本人にとって非常に苦しく、つらい毎日が続きます。私の高齢者医療の経験からして、晩年のうつ病ほどつらいものはありません。にもかかわらず、世の中では、ひたすら認知症を恐れ、かたやうつ病については見過ごされることが多いのです。

うつ病については、第4章であらためて取り上げます。

メンタルが弱ると免疫力も下がる

精神神経免疫学という研究では、大きなストレスを抱えていたり、不安や気力の低下などで心の状態が悪かったりすると免疫力が弱り、さまざまな疾病を進展させやすくなることがわかっています。

逆に、風邪をひいたり体調を崩したりした場合にも、心が弱くなり、うつっぽくなってしまいます。とりわけ、加齢にともない体調を崩しがちになると、うつ病になりやすいのです。

現実に、私が高齢者専門の総合病院にいたときに、肺炎や心筋梗塞など内科系の病気で入院してきた患者さんの２割くらいがうつ病になっていました。

このように、歳をとればとるほど、心と体の結びつきが強くなっていきます。そのため、体力がある若い頃と違って、体の衰えが顕在化する高齢者になるほど心も弱くなってうつ病になりやすくなりますし、心の弱さが体に悪影響を及ぼしやすいのです。

しかも、高齢者になると前述した脳の衰えに加えて、定年や親との死別など、人生のステージも大きく変わります。これがまた気持ちの老化を早めてしまいます。多くの方は、加齢にともなう体力の低下を気にされますが、実際には心の衰えのほうが早く進行し、それが結果的に免疫力を弱め、体力の衰えにつながるケースのほうが多いのです。

高齢者がうつ病になると、もちろん自殺も怖いですが、うつ病になったことで免疫力が落ちる、あるいは食欲が落ちて脱水になったりして、それが原因で命を落とすことも少なくありません。

新型コロナウイルスは、その典型でしょう。そもそも単なる風邪にすぎないとさえいえる新型コロナに対して、行動制限をしたことで、「コロナうつ」にかかる人がたくさん出ました。とりわけ高齢者は、感染すると重症化するからと、さまざまなことが規制されました。

外食も旅行も行けない、盆暮れの帰省も自粛で子供や孫とも会えない、老人ホームでも家族との面会はNGとなれば、免疫力はどんどん低下してしまいます。新型コロナで高齢者の死者が多いのも、メンタル状態の悪化により免疫力が低下して、重症化した可能性が高いのです。

メンタル状態がいい人は病気も重症化しにくい

逆に、メンタルの状態が良好であれば、免疫力が高まり、病気にはかかりにくくなります。

自慢ではないですが、私はひどいときには血糖値600㎎/dL（正常とされる値は空腹時70～100㎎/dL）、現在でも早朝血糖値は300㎎/dL、ヘモグロビンA1cが10％

ほど（正常とされる値は５・９％未満）の糖尿病だし、血圧も上が２２０㎜Hgくらいあるのを薬で１６０㎜Hgほどに抑えていて、心不全もある「基礎疾患」のデパートのような状態です。

ところが、ＰＣＲ検査で3回も新型コロナ陽性になったのですが、すべて無症状でした。免疫力が高いからでしょう。嫌なことはやらないし、うまいものを食べているし、ストレスフリーなのです。メンタルの状態がよければ、いくら基礎疾患があっても無症状でした。

それを家に引きこもってばかりいて、うつ状態になるから新型コロナが重症化するのではないでしょうか。しかし、そんなことは誰も言わない。テレビに出てくる医者は「自粛しろ」ばかりでした。私のように、「どんどん外に出て、好きなことをすべきだ」などと言う医者は、テレビには出してもらえないわけです。

本書のタイトル「長生きはメンタルが9割」というのは、なまじ誇張ではありません。同じ病気にかかっていても、メンタル状態がいい人は重症化しないのです。

歳をとればとるほど、その免疫力の高さが長生きできるかどうかの大きなカギとなります。

ストレスの多い生活が体を壊す

２０１０年、世界的医学誌である「ニューイングランドジャーナル」にアメリカ・ワシントン大学の研究成果が発表されました。それは、うつ病を抱える糖尿病患者に対して、看護師が心のケアを提供した場合、ケアを提供しなかった場合よりもヘモグロビンＡ１ｃが０・58％も低下したというものでした。

フィンランドで30年以上にもわたり３０００人の若者を追跡調査し、持ち家率や雇用率が低くてストレスの多い恵まれない居住区と、そうでない居住区を比較した研究では、生活ストレスが高い群では低ストレス群と比較して、肥満になるリスクが44％高く、同様に高血圧は83％、肝脂肪症は73％、２型糖尿病は３７１％も高いことが判明しています。

２０１１年の東日本大震災では、被災者のうつ病とＰＴＳＤ（心的外傷後ストレス障害）の有病率が上昇しましたが、同時に、肥満の顕著な増加、血圧や脂質の上昇にも関連していることが判明しています。

それ以外にも、慢性的なストレスは、炎症反応を緩和させるグルココルチコイドに対する免疫細胞の感受性を低下させる、つまりストレスが炎症を生じさせ、悪化させるという研究結果も出ています。

以上のことから、やりたいことをしないで我慢する、不安な気持ちを抱えるといったストレスは、糖尿病や心臓・血管疾患の発症や進行の一因となることが明らかになっています。

じつはストレスが多い高齢者

日々、仕事や子育てに追われている現役世代からすると、高齢者といえば、豊かな人生経験があり、ちょっとしたトラブルくらいには動じず、ストレスとは無縁であるかのようなイメージをもたれる方も少なくないと思います。

しかし、高齢者のストレスは意外に大きいものです。

まずは、体の衰えに対する恐れです。これまで述べたように、脳の老化により気力が衰えてくることで、外に出ることや人づきあいが億劫になり、それが体の衰えを促進することで、さらに不安な気持ちを高め、うつ病になってしまうことがあります。

また、高齢者の健康に対する不安を掻き立てる一因となっているのが、健康診断です。健康診断では血圧や血糖値やコレステロール値など、さまざまな数値を測り、正常・異常を診断し、異常値があれば医者から「肉を控えなさい」「もっとやせなさい」などと指導されます。

しかし、そもそも「異常値＝病気」ではないのです。正常値・異常値というのは、「一般的にはこのくらいの値にある人が多い・少ない」という統計的な数値にすぎません。しかも、平均的な年齢においての正常値・異常値を定めているケースがほとんどです。だから、平均年齢を超えている高齢者に少しくらい異常値が出るのは、当然のことともいえるのです。

にもかかわらず、一般に医者であれ患者さんであれ、検査データが正常であれば元気だという錯覚をもっています。そこで検査数値を正常にしようと、血圧や血糖値を下げるために生活にさまざまな制限をつけようとします。

好きな食べ物を我慢して、味を薄くしたり量を減らしたりする一方で、血圧や血糖値を下げる薬など、1日でたくさんの薬を飲みます。

じつは、これらの薬が足元のふらつきや頭がぼーっとなる原因となり、本人から活力を奪ってしまうことにつながることも少なくないのです。生活の質（QOL）を下げ、我慢を強《し》いることが、大きなストレスになることが多いのです。

60代からメンタルが下がるイベントが増えてくる

第3章でくわしく述べますが、60代半ばくらいから、メンタルに大きな影響を及ぼすイベントが次々と起こってくることも、高齢者のメンタルを弱める一因となっています。

まず、60代半ばで定年退職を迎えます。毎日の会社通いがなくなることで、外に出て人に接する機会も減り、刺激も少なくなります。

また、子供の結婚なども、現在では60代以降が多くなっています。かつては親も25歳くらいで子供が生まれ、その子供も25歳くらいで結婚するため、子供の巣立ちは親が50歳前後のときの出来事でした。まだ仕事も現役でがんばっているときなので、子供が家を出ていっても、仕事で気がまぎれるわけです。

しかし、現在では親の結婚も子供ができるのも30代で、その子供も30代での結婚が多くなっています。そうなると、子供が結婚で家を出ていくのは親が60代~70代になってからのことになります。

その年齢になって、30年以上ぶりの夫婦2人の生活になるわけですが、定年を迎えてお互いがつねに家にいることになりますから、それがストレスになることも少なくありません。

加えて、親世代の寿命が延びたことで、親の死に直面したり、介護を余儀なくされたりするのも、自分が60代を過ぎてからのことが多くなってきています。

このような、高齢者になって一気にやってくる仕事ロス、子供ロス、親ロスが、メンタルを弱める一因にもなるのです。ですから、高齢者のほうが若者よりも「メンタル崩壊」の危機に近いということは、十分にありうる話です。

メンタルの衰えが感染症死を招く

厚生労働省の「人口動態統計」によると、2022年の日本人の死因は1位が悪性新生物（がん）24・6％、2位が心疾患（高血圧性を除く）14・8％、3位が老衰11・4％、4位が脳血管疾患6・8％、5位が肺炎4・7％、6位が誤嚥性肺炎3・6％となっています。

がん、心疾患、脳血管疾患は日本人の3大死因ともいわれます。

このうち肺炎は、70～79歳の死因の4位、80～99歳の死因5位になっています（2022年）。肺炎で亡くなる日本人の95・9％が70歳以上の高齢者です（同年）。

肺炎というのは、肺に細菌が入って炎症を起こす病気です。たとえば、風邪は上気道炎ですが、これが悪化して細菌が肺に入って肺炎となるわけです。通常、免疫力の強い若い人であれば、風邪で肺炎になる、あるいは肺炎によって死亡することはめったにありません。しかし、体力の落ちている高齢者の場合、単なる風邪が肺炎にまで悪化して死亡するケースが多いわけです。

しかも、ストレスを抱えていれば、なおさら免疫力は低下します。ストレスが炎症を悪化させることについては前述したとおりです。

この場合の死因は「風邪」ではなく「肺炎」とされるので、多くの人が「風邪で死ぬわけではない」と思いがちですが、実際には、風邪にかかって免疫力が落ちたときに、雑菌が入って肺炎で死んでしまうのです。

肺炎（誤嚥性肺炎を含まない）で年間7万人以上の方が亡くなっていますが、そのうちの少なくとも1～2割、つまり7000～1万4000人はインフルエンザや風邪をこじらせたことで亡くなっていると見積もられています。

また、高齢者で多いのが誤嚥性肺炎です。飲み込む力が弱くなったり、気管に入ったものを咳によって外に出す力が弱くなったりすることで誤嚥が起こるのですが、こちらの場合、口の中にある細菌が原因で肺炎になるのです。つまり、肺炎も誤嚥性肺炎も、いずれも感染症なのです。

ちなみに、以前は誤嚥性肺炎も普通の「肺炎」として分類されていましたので、かつては肺炎が死因の第3位くらいでした。しかし、近年では分けて分類されるようになったため、肺炎が5位、誤嚥性肺炎が6位あたりにランキングされるようになったのであり、肺炎自体の数が減ったわけではありません。依然として、高齢者の死因としては件数が多いのです。

いずれにしても、免疫力の衰えが肺炎などの感染症による死亡原因になります。そして高齢者の場合、その免疫力の低下は、ストレスなどによるメンタルコンディションの悪化がもたらすケースが少なくないのです。

ストレスによる免疫力低下ががんを生む

日本人の死因のトップはがん（悪性新生物）です。とりわけ40〜89歳までの各年代で死因の第1位となっています。しかも、人口10万人に対する死亡率は50〜54歳が82・4だったものが、50〜59歳で１４０・９、60〜64歳で２４２・２、65〜69歳４０４・３、70〜74歳６３５・１、75〜79歳８７７・３、80〜84歳１２１８・６と、高齢になるにつけ急増していきます（厚生労働省「2022年　人口動態統計月報年計の概況」より）。

人間の体は、骨も皮膚も筋肉も血液も、細胞が毎日少しずつ入れ替わっています。人間は約60兆個の細胞からなっていますが（最近は37兆個という説が有力）、毎日1％くらいの細胞が死に、新たな細胞が生まれているのです。

新しい細胞は、前からある細胞が分裂して生まれますが、その際に、元の細胞の遺伝子をコピーします。ところが、何度も分裂を繰り返すうちに、ときどきコピーミスが起こってきます。これが遺伝子の突然変異です。こうした突然変異を起こす細胞は、1日に5000〜10万個ともいわれています。

突然変異を起こした細胞の多くは生き残れませんが、一部の突然変異した細胞は死なずにそのまま分裂を繰り返すことになります。この一節ががん細胞になります。がん細胞は健康な人でも1日に5000個もできるといわれています。

この生まれたばかりのがん細胞を発見し、攻撃して死滅させるのが免疫細胞であるNK（ナチュラルキラー）細胞です。そしてこのNK細胞の活躍は、免疫力に大きくかかわっています。

免疫力が高いとＮＫ細胞が活発に働いてがんを死滅させてくれますが、免疫力が衰えるとＮＫ細胞ががん細胞を発見・攻撃する力が弱まり、がん細胞を見逃してしまうことが多くなるのです。

もっとも、がん細胞が分裂を繰り返し、検査でわかるようになるまでには10～20年かかります。この間、がんが転移することもありますが、ＮＫ細胞が元気であれば、その転移したがん細胞を小さいうちに殺してくれるので、やはり免疫力が強い人は転移がしにくいのです。

じつは、私が勤めていた高齢者専門の総合病院でも、亡くなった高齢者を調べてみると、85歳以上ならほとんどの人に、体のどこかに「死因」とはならなかったがんがあることが確認されました。がん細胞があっても免疫力が高ければ転移せず、長生きできるわけです。

ＮＫ細胞についてはさまざまな研究がなされており、笑いがＮＫ細胞を活発にする、ストレスがＮＫ細胞の活性を大幅に下げる、うつ病になるとＮＫ細胞の動きが鈍くなるといったことがわかっています。

こうした研究結果からも、がんになりたくなければストレスを減らすこと、うつにならなないこと、いつも楽しく笑えるような生活を送ること、つまりメンタル面のケアこそが重要だということがわかります。

がんを増やす「節制のストレス」

日本人の死因で2番目に多いのが心疾患ですが、これは心臓に起こる病気の総称です。狭心症、心筋梗塞、大動脈瘤、大動脈解離、心臓弁膜症、心筋症、心不全など、さまざまな種類があります。

このうち狭心症や心筋梗塞は、動脈硬化が進行して心臓を取り巻く血管の血液のめぐりが悪くなったり、その血管が詰まったりすることで起こる「虚血性心疾患」ともいわれます。

動脈硬化を防ぐために、肉食を控えてコレステロール値を下げる、あるいは塩分を控えて血圧を下げる食生活が勧められていますが、じつは日本では、心筋梗塞で亡くなる人は非常に少なく、がんに比べて12分の1もいません。

にもかかわらず、たいていの高齢者は健康診断で血圧やコレステロール値、血糖値を非常に気にします。気にしすぎるのです。私は、健康診断の結果を伝える医者や、テレビでの健康情報などに大いに問題があると考えています。

心疾患が死因の1位であるアメリカでは、10万人あたりの死亡率は日本の5倍近くにもなります。このような場合に、コレステロール値を下げるために肉食を控える、血圧を下げるために塩分薄めにすることは理にかなっていますが、日本のように心筋梗塞で亡くなる人が少ない場合にはあまり意味がありません。

むしろ食事制限をする、薄味で味気ない食事にすることによるストレスのほうが、よほど体に悪影響を与えます。医者の言うことを聞いて、心筋梗塞の予防的な節制をしていると、かえって免疫力が下がり、死因トップのがんの発症に近づいてしまうという、非常に皮肉な状態に陥りかねないのです。

苦しみをともなう治療（薬や手術）は、百害あって一利なし

自分にとって楽しいことをすることが免疫力を上げるのであれば、逆にストレスや苦しみは免疫力を下げることにつながります。そういう意味では、本来は病気を治すための手術や薬などの医療行為についても注意が必要です。

私は、病気の痛みや苦しさを緩和するための薬や手術は有用だと思いますが、とりわけ高齢者にとっては、生活の質（ＱＯＬ）を下げてしまうような治療については反対の立場です。

不眠症に悩んでいるときの睡眠薬、うつ病に苦しんでいるときの抗うつ剤などは、うまく使えば劇的に症状が改善するので、ＱＯＬが向上し、それが免疫力のアップにつながります。

これと反対なのが、抗がん剤のようなＱＯＬを下げる薬です。がんの進行は遅らせることができても、副作用が非常に強いため、吐き気やめまいに襲われて食欲が激減し、体が

倦怠感に襲われるなど、ＱＯＬを著しく下げてしまうことが少なくありません。

そのため、私は高齢者が抗がん剤治療を行うことには反対です。免疫力を下げるだけで、かえって命を縮めることになってしまうことが多いからです。

いうまでもなく、誰も死から逃れることはできません。抗がん剤で少しは寿命が延びたけれど、副作用で起き上がることもできなくなって苦しい日々を過ごし、結局、何もできずに亡くなった、という最期で本当に幸せでしょうか。

そうなるくらいなら、抗がん剤など使用せず、むしろ残された人生で好きなことをして、好きなものを食べて、大いに笑って、楽しく過ごすほうが、よほど意味がある人生だと思います。そして、そのほうが免疫力がアップして、思った以上に長生きできるケースが多いのです。

血圧や糖尿病などに対してたくさんの薬を服用し、食べたいものも食べられない、ストレスの多い生活は、必ずしも長生きにはつながりません。むしろ免疫力を弱め、体や脳を衰えさせます。なにより死因トップのがんになりやすくなります。

これは手術にしても同様です。がんをはじめとする、内臓の多くの部分を切除するような手術は、高齢者が受けるべきではないと思います。手術によって体に大きな負担がかかり、体力を大幅に消耗させてしまうからです。

基本的に70歳以降は、服用することで体が楽になる薬なら飲んでもいいですが、ＱＯＬを下げるような薬は飲むべきではないと私は考えています。同様に、ＱＯＬを下げる手術もすべきではないと考えています。

新型コロナで高齢者の死者数が多かった本当の理由

日本人はわりと抗生物質に頼りすぎるところがあります。しかし、これは免疫力を落とすことにつながります。新型コロナにしても、ワクチンに頼りすぎていると感じています。

みなさん、ワクチンについて誤解しているのですが、ワクチンというのは、抗体そのものを注射しているわけではありません。毒性を弱めたり無毒化したりした病原体を体内に注入して、免疫細胞であるＢ細胞に抗体をつくるように、「こういう病原体がきたら退治せよ」ということを学習させるのがワクチンなのです。

ところが、免疫力が落ちている人にいくらワクチンを打って学習させても、抗体を十分につくってくれないので病原体を退治できません。だから、新型コロナのワクチンを打っても効かずに亡くなる高齢者が大量に出たわけです。

新型コロナのワクチンについていえば、一度打ったワクチンの抗体価が下がったからといって、すぐに2回目、3回目を打つことを医者も政府も推奨していましたが、私はこれには当初から疑問をもっていました。

ワクチンによる免疫には、ポリオワクチンのように、ワクチンを打てば体が一生覚えているものもあれば、インフルエンザワクチンのように、半年から1年で学習効果がなくなるため、毎年打たなくてはならないものもあります。

一方、新型コロナのワクチンについては、どのくらいの学習効果があるのかがわからないにもかかわらず、抗体価が下がっただけで2回目、3回目のワクチンを打つことを推奨されたのです。しかし、そもそも大事なのは病原体が本当に体内に侵入してきたときに抗体反応をするかどうかであって、感染していないかぎりは、抗体価が下がるのは当たり前なのです。

抗体価がもっとも上がるのは、その感染症にかかったときです。ですから、新型コロナにしても、一度感染することによって免疫ができれば、次からかかりにくくなります。こうして多くの人が感染することで、集団免疫ができて感染症が収束していくわけです。

新型コロナにしても、通常の免疫力があれば、高齢者でもそれほど危険なものではなかったでしょう。しかし、新型コロナを必要以上に危険だとあおり、外出や人との接触までもタブー視するような風潮が、高齢者にストレスを与えて免疫力を低下させてしまった結果、高齢者の死者数が増えたと私は考えています。

本当に怖いのはストレスによる死

そもそも、季節性インフルエンザでは関連死も含めると毎年約1万人ほどが亡くなっています。一方、新型コロナは2020年5月～23年5月の3年で死者数は約7万5000人。年平均2万5000人で季節性インフルエンザの2・5倍もあると思われるかもしれませんが、新型コロナが感染者数や死者数を詳細にモニタリングしているのに対して、季節性インフルエンザではそれほど厳密ではありません。つまり、季節性インフルエンザが原因で、たとえば肺炎になったりして亡くなっている人は、数に入っていないわけです。それに比べて、交通事故で死んでもコロナウイルスが検出されれば、コロナ死にカウントされます。

加えて、これまでの季節性インフルエンザの流行時でも、高齢者を家から出さない、旅行や外食を自粛させるなどということはありませんでした。

むしろ、高齢者はもっと歩いて運動しましょう、ビタミンCを摂取しましょうと、免疫力を上げるような生活を勧められてきました。

ところが、新型コロナが流行した途端に、家に閉じこもって外食もダメとなった。だから粗食にもなって免疫力下がるので、とくに高齢者の死者数が増加した要因になったと思います。

「ストレスくらいで大げさだ」と思う方もいるかもしれませんが、それは大きな間違いです。2011年の東日本大震災では、地震や津波で1万8423人の方が死者・行方不明となっていますが、これ以外に、避難生活で持病が悪化したり、ストレスで体調を崩したりして亡くなった「震災関連死」は3792人（いずれも2023年3月現在）もいます。しかも、その9割が高齢者なのです。

不自由で慣れない避難生活で、ただでさえ体力が落ちている高齢者は、さらにストレスで免疫力が下がってしまったことが伺われます。

一般に、老人性うつは冬に増える傾向があるとされています。それは、外出が減るからです。前述したように、新型コロナにおける外出制限、行動制限により、ただでさえ脳の老化で気力が落ちている高齢者が家に閉じこめられ、子供や孫にすら会えないというストレスが続きました。こうしたことへの高齢者のストレスが、コロナ禍での高齢者の死亡率の高さにつながったと私は見ています。

このことからわかるように、免疫力を高めて長生きするためには、ストレスのない楽しい毎日を送ることが重要なのです。

しかし、日本人はどちらかといえば、楽しむことを美徳と思わず、むしろ我慢こそ美徳とする風潮があります。私からすれば、死因の1位ががんなのに、わざわざ我慢をして免疫力を下げてがんを生み出しているといわざるをえません。

高齢者は「メンタルが9割」である三つの理由

これまで述べてきたように、高齢になればなるほどメンタルに問題を抱える可能性が高くなります。高齢者こそメンタルに気を配っておく必要がある理由は、三つあります。すでに述べたものも含めて、ここでまとめておきましょう。

一つ目に、加齢にともなう前頭葉の萎縮や、テストステロンやセロトニンといったホルモンバランスなどの体内変化、さらには家庭や仕事などの環境変化によるストレスから、老人性うつになりやすくなるという点が挙げられます。

しかも、うつ病は自殺の原因になると同時に、認知症を促進させることがわかっています。だから、うつ病にならないようにメンタルを保つことは非常に重要なのです。

二つ目は、うつ病にならなかったとしても、メンタルが弱ると免疫力が下がるからです。体力の落ちている高齢者の場合、これによって感染症やがんにかかりやすくなってしまうのです。

三つ目は、糖尿病や脂肪肝のような代謝疾患の生活習慣病も、ストレスが原因で起こることです。

たとえば、理化学研究所脳科学研究センターのチームリーダーを務め、現在は愛し野内科クリニック院長の岡本卓氏は、アメリカで発表された「アコード試験」を日本に紹介しました。

アコード試験とは、アメリカとカナダの糖尿病患者1万人以上に対し、片方はヘモグロビンA1cを6％未満に厳格にコントロールして血糖値を正常化させるグループ、片方はヘモグロビンA1cを7・0～7・9％の比較的緩やかなコントロールをするグループとに分けて、追跡比較したものです。

すると、前者の厳格にコントロールしたグループのほうが、後者より22％も死亡リスクが高くなったのです。これは非常に画期的な調査結果でした。血糖値を下げすぎないほうがいいということが証明されたからです。

しかし、あくまで血糖値の正常値化を目指してきた日本の医学会は、8年ものあいだ、この事実を認めませんでした。

現在でも、糖尿病の患者さんが医者から血糖値コントロールのための食事療法や運動などを厳しく指導されることがありますが、岡本医師は、このストレスがかえって糖尿病を悪化させていると述べています。また、長期にわたるお金の問題や仕事のストレス、配偶者の死亡などのストレスが、高齢者の肥満や糖尿病のリスク因子となっているとしています。

私自身、糖尿病を患っていますが、やはりストレスが糖尿病にいちばん悪いと思っています。

以上のことからも、ストレス対策やメンタルケアが、高齢者の健康長寿の秘訣なのです。逆に、メンタルがいい状態に保たれていると免疫力を高めます。そして、それが長寿につながるのです。

強いメンタルを保つには、ストレスのない楽しい毎日を送ることです。逆に、不満や不安が蓄積されるとストレスが高まり、メンタルは弱まります。だから、高齢者が医者に言われるままに食事制限したり薬漬けになったりするのは、ストレスを高めて免疫力を弱めてしまうため、かえって逆効果なのです。

私がよく「医者の言うことをそのまま聞いていると、長生きできない」と主張しているのは、そのためです。

第2章

脳の老化を防いで
メンタルを強くする方法

いかにして「感情の老化」を防ぐか

第1章では、「身体能力の老化」より「感情の老化」のほうが先に起こり、それによって気力や意欲が減退することで、免疫力が下がり、さまざまな病気を発症するリスクとなっていること、さらには、気力減退が身体能力の老化を促進させる原因でもあることについて説明しました。

この「感情の老化」の要因については、以下の四つが主因だと述べました。

①前頭葉の萎縮
②男性ホルモン（テストステロン）の減少
③神経伝達物質（セロトニンなど）の減少
④動脈硬化

本章では、これらの加齢にともなう脳の老化にどう対処し、「感情の老化」をいかにして食い止めるかについて述べていきます。

1　前頭葉を鍛えて意欲低下を跳ね返す方法

やりたいことをやる・我慢をしない

前頭葉は「意欲・感情、思考、クリエイティビティ」を司る部位ですが、ここが萎縮することにより、気力や意欲が減退し、考えることが面倒になってきます。

前述したように、前頭葉の萎縮は40代からすでに始まっていて、画像診断をすると確認することができます。

放っておけば萎縮はどんどん進んでいき、50代、60代くらいから、思い込みが激しくなる、頑固になってくる、怒りっぽくなるといった傾向が少しずつ出てきます。

そして、これまでは飲み会などのつきあいにも積極的でしたが、だんだん億劫に感じるようになってきます。

70代になるとこの傾向はさらに強くなり、何事にもやる気が出なくなり、これまでやっていたこともやらなくなり、会っていた人にも会わなくなり、家にこもりがちで不活発な生活になっていきます。

こうなると、運動機能も脳機能もあっという間に衰えてしまいます。何もしないと、人間の体の機能はどんどん衰えていきます。これを「廃用性萎縮」といいます。逆に、脳も体も使えば活性化します。

前頭葉は人間の脳のなかでいちばん大きな場所ですが、じつはほとんど使っていません。そのため、高齢者でも鍛えようによっては、前頭葉の機能をアップさせることが可能なのです。

脳の活性化に対してもっとも効果があるのは、「したいことをする」ということです。

面白そうなこと、楽しいことは脳をとても刺激します。逆に、つまらないことや苦しいことは、脳の働きを鈍くします。

そういう意味では、恋愛やエロティックなことは、脳を非常に刺激します。高齢者の恋愛欲や性欲について、世間では「いい歳をして……」などと否定的に捉えがちですが、男性ホルモンが十分分泌されている証拠であり、むしろ喜ばしいことなのです。

男性ホルモンが多いことは、判断力や筋力を高め、若さを保つことにもつながります。

新しいこと・未知なことに挑戦する

加えて、これまで経験していない新しいことに挑戦するときも、前頭葉は刺激されて活発に動くようになります。逆に、同じことを繰り返す単調でマンネリ化した毎日を過ごすと、前頭葉の老化は早まります。

歳をとると、毎日決まった時間に朝食をとり、決まったコースを散歩して、決まった時間にテレビを見て、また決まった時間に夕食を食べ、お決まりのテレビを見て、いつもの時間に就寝するという、単調な生活を繰り返すことが多くなります。これでは、どんどん前頭葉の老化が進み、さらに変化を受けつけられなくなってしまうのです。

まずは、自分の生活が単調になっていないかチェックしてみることが必要です。

そして、もしも単調な生活を送っていたならば、新しいこと、いままでしていなかったことを生活に取り入れるのです。外出して人と会う、たまには違ったコースの散歩をする、知らない場所や知らない店を訪れてみる、そういう機会を増やすことです。本が好きならば、いつも読まないジャンルの本を読んでみる。

料理も前頭葉の刺激になります。つくったことのない料理をつくってみる、週に一度つくってみるだけでも、想定外の経験ができるはずです。

そうした未知のことや新鮮なことにふれることで、前頭葉は刺激され、活発化するのです。

会話や議論でアウトプットを心がける

高齢者になって自由な時間が増えることで、独学で歴史を勉強しなおしたり、興味のあった美術をあらためて学んでみたりする方も少なくありません。平日の図書館には、そうした高齢者の方がたくさんいます。

ただ残念ながら、一人で読書で学ぶような独学スタイルは、前頭葉の老化防止という面ではあまり役に立ちません。というのも、前頭葉は知識をインプットすることよりも、会話や議論などのアウトプットによって活性化されるからです。

誰かと日常的に会話をする機会がよくある人は、前頭葉の老化を遅らせ、歳をとっても若々しく、意欲的な人が多いものです。ですので、意識的に会話の機会をもつように心がけることが重要です。

何かを学ぶときも独学ではなく、ほかの人と意見交換ができるスクールのグループレッスンなどに通うほうがいいのです。

また、会話の内容も「○○さんがこう言っていた」のような、知識や人の受け売りをそのまま話すのでは、前頭葉は活性化しません。インプットした知識を、自身の経験やほかの知識を使って加工し、「自分の考え」として述べるときに前頭葉は活性化されるのです。

そういう意味では、人との議論は脳の機能をフル活用するため、前頭葉の衰えを防ぐには最適です。議論をするときには、知識や情報、経験を引き出し、これらを論理的に組み立てながら発言すると同時に、相手のリアクションやその後の展開を瞬時に見極め、それに対応する論理を組み立てて臨機応変に応戦することになります。

誰でも彼でも議論をふっかけるわけにはいきませんが、ときには学生時代を思い出して気心の知れた友人などと熱く議論し合うのも、脳の活性化につながります。

加えて、脳のなかで「記憶する＝入力系」にかかわるのが側頭葉や頭頂葉なのに対し、前頭葉の機能は、脳内にある「記憶、知識や情報をひっぱり出す＝出力系」にかかわっています。この「出す力」を意識的に鍛錬することで、前頭葉全体の機能の活性化が図れるのです。

しかし日本人は、上意下達で上から言われたことに従うという長年の習慣から、前例主義で、自分の意見を言わない風潮が強く、ディベートなども不得意なところがあります。

ですから、高齢者はもっと積極的に、議論する、教える、文章に書くといったことを行うべきなのです。

現在はブログやツイッターなど、以前とは比べものにならないほど自分の意見を発信する場が増えています。これらをうまく使ってアウトプットすることで、前頭葉が活性化しますし、それをきっかけに同じテーマに関心をもつ人とつながり、新たな議論の場ができるかもしれません。

いずれにせよ、脳の老化を防ぐためには、どのようなかたちであれ、アウトプット型の行動スタイルを心がけるようにしましょう。

前頭葉が衰えると怒りやすくなる

前述したように、40代後半からしだいに前頭葉の萎縮が見えるようになるのですが、前頭葉は感情をコントロールする部位でもあります。そのため、前頭葉が萎縮すると感情のコントロールがうまくできなくなり、素の性格がきつく出るようになるのです。これを「性格の先鋭化」と呼んでいます。

そのため、もともとのんびりしているような人はさらに緩んだ感じになりますが、神経質な人はさらに神経質になります。頑固だった人はさらに意固地になる傾向があります。

加えて、高齢になると、これまでできていたことができなくなることが多くなります。腕が上がらなくなったり、膝や腰が痛かったり、忘れっぽくなったりすることが増えます。血圧や血糖値なども基準値からずれてきます。

神経質で生真面目な人は、そんな老化現象でもどかしい思いをすることが多くなり、イライラやしゃくにさわることが増え、ちょっとしたことが許せなくなるわけです。

とはいえ、そのような高齢者が四六時中怒っているわけではありません。

むしろどちらかというと、感情のテンション、とくに怒りのテンションは、歳をとると下がるものなのです。だから普段は怒らないのですが、高齢者は怒りに火がついたときに、前頭葉の萎縮によりブレーキがきかなくなってしまうのです。よく「歳をとると怒りっぽくなる」「高齢者がクレーマーになる」などといわれますが、それは性格が先鋭化するうえに、感情の歯止めが利かなくなるからです。

クレーマーになるような高齢者、あるいは市役所で職員を怒鳴りつけているような高齢者――ときに「暴走老人」などと揶揄《やゆ》されますが――そういった高齢者は、普段から家の中であたり散らしているのかというと、そうでもありません。普段は真面目で、どちらかというと社会的通念に合致しようとする人たちが多いのです。

ただ、この真面目さが性格の先鋭化によって、ますます固定化していきます。とくに、真面目な人は「かくあるべし」という昔からの考え方に凝り固まってしまっていることが多いため、それ以外の新しい考えや変化を許すことができずに怒りが爆発するわけです。

怒りは体にも悪影響を及ぼす

怒りの感情をコントロールできないと、ときには人間関係を壊してしまいます。周りにとって迷惑ですし、怒りの感情は自分にとっても苦しいものです。加えて、イライラすることは、やはり免疫力を下げることにつながります。

また、怒ると交感神経系が活発になるため、血圧がかなり上昇します。かつて栄養状態がいまほどよくない時代には、かっとなっているときに脳卒中になるケースがよくありました。

現在では栄養状態がよくなって血管が強くなっているため、血圧が200くらいに上がったからといって、血管が破れたりすることはほとんどありません。ただし、動脈瘤などがある人は、出血の原因になることもあります。

また、アメリカの循環器病学者マイヤー・フリードマンとレイ・ローゼンマンは、怒りやすく攻撃的な性格を「タイプA」として、心筋梗塞になりやすいと分類しています。

加えて、怒りストレスは糖尿病などにも悪い影響を与えるとされています。ドイツのミュンヘン・ヘルムホルツセンターは、強いストレスを感じている人は糖尿病を発症する確率が45%高くなることが、調査により判明したと報告しています。

いずれにせよ、怒りをうまくコントロールできなくなると、人間関係にも身体的にも大きなマイナスの影響が出てしまうのです。

怒りを鎮めるための方法

前述したように、高齢者の怒りにはおもに前頭葉の衰えが関連しています。そして、前頭葉からくる怒りを鎮めるには、およそ二つの方法があります。

一つは、前頭葉に酸素を送ることです。怒りでキレているとき、前頭葉は窒息状態にあるとされています。そのため、怒りを抑えるには酸素を送ることが有効なのですが、有効なのは深呼吸をすることです。しかも深呼吸は、怒りに対して一拍置くという効果もありますので、怒りのテンションが下がりやすいのです。

もう一つは、笑うことです。東京大学大学院情報学環教授で指揮者という異例の経歴ももつ伊東乾氏による実験では、笑いによって前頭葉の血流が増えることが確かめられています。怒りは前頭葉が窒息状態にあるわけですから、血流を増やすことで酸素が送り込めるわけです。

たとえば、試験などですごく緊張しているときなども、前頭葉が酸欠状態ですので、笑えるような絵やジョーク集などを見ることは悪くないのです。伊東氏も、オーケストラなどで指揮をする際、演奏前の緊張をほぐすために、なるべくみんなでジョークを言い合うと述べています。

怒りで我を忘れているようなときに笑うのはなかなか難しいかもしれません。しかし、孫の写真や動物の写真など、笑える、なごめる写真を持ち歩き、怒りの感情が湧き上がってきたら、その場を離れて深呼吸しながらそうした写真を見ることで、だいぶ怒りのテンションは下がるはずです。

2　男性ホルモンの増加を促してハツラツ生活

男性ホルモンが減る「男性更年期障害」

人体には、ごく微量で各器官の働きや免疫機能、代謝機能をコントロールする、生命維持に欠かせないホルモンが約70種あるといいます。これらの種々のホルモンは、40代～50代になると分泌量が減少します。

女性の場合、50代になると多くの女性が閉経を迎えます。日本人の平均閉経年齢は50・5歳です。40代後半から女性ホルモン（エストロゲン）の分泌量が減少し、閉経するとほぼゼロになります。性のホルモンバランスが変わるこの時期は「更年期」と呼ばれます。

また、男性にも40代～60代にかけて更年期が訪れます。男性ホルモン（テストステロン）が減少していきます。
つまり、男女ともに、50代頃から〝中性化〟が進行するわけです。

この体内のホルモンバランスが大きく崩れることで、心身にさまざまな変調をもたらします。ほてり、発汗、めまい、頭痛、耳鳴りなどの身体症状のほか、無気力、集中力や記憶力の低下、イライラ、不安感、抑うつなどの心因的な症状が表れます。これら不定愁訴（原因がはっきりしない体調不良の訴え）が「更年期障害」と呼ばれるものです。

更年期障害といえば、かつては女性特有のものというイメージが強かったのですが、2000年代に入って漫画家の故・はらたいらさんが自身の闘病体験を著書などで記したため、男性にも更年期障害（現在はＬＯＨ症候群と呼ばれます）があることが広く知られるようになったのです。

とくに、日本人の場合は、男女ともに更年期に心の症状が強く表れる傾向があります。うつ病と診断される人にも、多数の更年期障害が含まれていると見られているのです。

気力減退以外に、記憶力低下やうつ症状も表れる

男性ホルモンというと性欲と関連して考えられがちです。たしかに、男性ホルモンの減少は性欲減退につながりますが、単に性への興味が失われるのではなく、人間そのものへの興味が薄れ、人づきあいが億劫になってきます。そして老いを感じやすくなります。

男性が中高年になると人づきあいが面倒になって家に閉じこもりがちになり、外出するのは妻にまとわりついて一緒に出かけるときのみになって「濡れ落ち葉」などと揶揄されるのは、まさしくこの男性ホルモンの減少によって起こっていることなのです。

加えて、記憶力の低下も起こります。これは、男性ホルモンの減少が、記憶に影響する神経伝達物質のアセチルコリンを減らしていると見られるからです。

男性ホルモンの減少が大きいと、気分の落ち込みがひどく、焦燥感が募るなど、うつ症状を引き起こす原因になります。

女性の更年期障害は閉経の前後5年以内に表れることが多く、とくに治療を受けなくて

も、年齢とともに治るケースが少なくありません。一方、男性の更年期障害は、自然に治まることは難しいといわれています。また、いまだに女性の更年期障害ほど知られていないため、うつ病や適応障害などのほかの精神疾患と誤解されるケースも多く、適切な治療を受けるまでに時間がかかる傾向にあります。

さらに、男性ホルモンの減少は、体にも影響を及ぼします。通常、運動をすると男性ホルモンが分泌されますが、これは筋肉の成長によるもの。しかし、男性の場合、50代に入ったあたりから筋肉がつきにくくなるため、運動をしてもなかなか男性ホルモンが分泌されません。

高齢女性は骨粗鬆症を防ぐために日光浴を

第1章でも述べましたが、女性は更年期を終えた頃から男性ホルモンが増え、男性とは逆に、加齢にともない社交的でアクティブになることが多くなります。

ホテルのランチで仲間とおしゃべりしたり、スポーツクラブにせっせと通ったりするのも、たいてい高齢女性のほうです。

その一方で、女性は閉経後から女性ホルモンが減ります。女性ホルモンが減ることの弊害としては、肌つやが悪くなることのほか、骨粗鬆症《こつそしょうしょう》の原因にもなることがわかっています。

骨粗鬆症を防ぐには適度な運動をし、日光によく当たること、あるいはビタミンDが多く含まれている食品をとるといったことが大事になります。

この年代の女性はフィットネスクラブなどに積極的に通っている方も多いと思いますが、骨粗鬆症の予防という観点からすると、日光を浴びることができる屋外での運動や散歩のほうがお勧めです。

ただ、「紫外線を浴びるとシミになる」といって、日光に当たりたくないという人も少なくありません。しかし、いまの医学では、シワをボトックスで伸ばせるのと同様に、シミに関してもトレチノインなどで目立たなくさせることは可能です。

長く日に当たらない生活が続くとうつ病になりやすいことは、よく知られています。後述しますが、うつ病を予防するために日光に当たることは非常に有効なのです。

骨粗鬆症の予防のみならず、うつ病や不眠症の予防にもなる日光浴は、高齢女性にとって格好の健康法だといえるでしょう。

男性ホルモンを増やすためには肉を食べなさい

このように、男性ホルモンの減少がさまざまな問題を引き起こすため、高齢者にとって、とりわけ高齢男性にとっては、男性ホルモンを増やすような食生活を心がけることが肝要です。

男性ホルモンを増やすためには、コレステロールを摂取することが重要です。コレステロールは、主要な男性ホルモンであるテストステロンの材料にもなります。そして、コレステロールを摂取するためには、肉を食べることです。

また、コレステロールは、脳内で「幸せホルモン」であるセロトニンを運ぶ役割を果たしていると考えられています。そのため、コレステロール値の高い人のほうが、うつ病にかかりにくいことがわかっています。また、いったん、うつ病にかかっても、治りやすいのです。「落ち込んだときには肉を食え」というのは、まさに正しいといえます。

日本人がセックスレスになりがちなのも、「コレステロールを減らしたほうがいい」という誤った言説が広まった結果、男性ホルモンを減らしたことが原因の一つだと、私は見ています。さらには、コレステロール値が低いと、がんになりやすいというデータもあります。これは免疫細胞の材料が不足するからでしょう。

そのほかにも、牡蠣《かき》やニンニクを食べることによって亜鉛を摂ることも、男性ホルモンの減少を防ぐのに効果があります。

高齢者のコレステロール不足はうつ病やがんの原因にも

なお、コレステロールが多すぎることで「高コレステロール血症」となり、動脈硬化を引き起こすリスクを心配する向きもあります。「高齢者は肉食を控えるべきだ」などという論が、まことしやかに説かれる理由でもあります。

たしかに30代くらいまでは、動脈硬化を防ぐためにコレステロールを減らしたほうがいい場合もあります。しかし、高齢者で、すでに動脈硬化がある場合には、コレステロールを減らしても意味がないばかりか、むしろ健康を害する可能性すらあるのです。

男性ホルモンやセロトニンの分泌を増やすためには、肉やコレステロールの摂取が必要だということは述べました。これらの体内物質が少なくなると、うつ病になる可能性が増します。

したがって、高齢者は動脈硬化になることを気にしてコレステロールを減らすよりも、むしろコレステロールを増やすべきなのです。

そもそも、現在、日本人の平均寿命が世界トップクラスになった理由の一つは、戦後、コレステロールの摂取量が増えたことです。コレステロール摂取量が増えたことで、血管が強く、しなやかになり、出血性の脳卒中による死亡者が激減したのです。

「悪玉コレステロール」といわれるＬＤＬコレステロールにしても、悪玉といわれるのは動脈硬化に対してであって、免疫機能に対してやホルモンの材料としては「善玉コレステロール」なのです。

ホルモン補充療法も効果的

私の臨床経験からすると、日本人の男性高齢者は男性ホルモンのレベルが低く、70代の約８割が不足している状態ではないかと推測しています。

男性ホルモンは食事から摂取することが望ましいのですが、やや難点なのは、食事による摂取は時間がかかることです。とりわけ高齢者の場合は、量を食べられないことも少なくありません。そのような高齢者にお勧めなのが、テストステロンを注射したり塗ったりして体内に取り入れる「男性ホルモン補充療法」です。

これは、足りなくなった男性ホルモンを薬によって体内に補充するというものです。たとえば、70代の患者さんに少し足しただけでも、見違えるように元気になって、物忘れも治ったりします。たとえば２週間おきにテストステロンを筋肉注射するだけで、筋肉量や筋力だけでなく、気分や性欲の改善を図ることができるのです。

これまで認知症と見られていた人も、男性ホルモンの補充か、うつ病の薬を飲むことで症状がよくなる人が半分以上いるのではないかと私は考えています。

日本人には、この「男性ホルモン補充療法」を、ある種の「反則技」のように思って抵抗を感じる人も少なくありません。たしかに、テストステロンは筋肉増強剤の一種で、これを使うとスポーツの世界では「ドーピング」に問われますが、アスリートでもない中高年者が使用を避ける理由はありません。

そもそも、糖尿病の懸念がある人は、血糖値を下げるためにインスリンというホルモンの注射を打つことが普通です。インスリンには抵抗がないのに、男性ホルモンには拒否反応を示すというのも変な話です。

ホルモン補充療法についてはこれまで、副作用でハゲるのではないか、前立腺に悪い影響があるのではないか、凶暴になるのではないかと、いろいろと心配されていましたが、新しい治療では副作用の心配もほとんどいらなくなりました。

男性ホルモンを注射すれば、意欲低下や記憶力の減退に効果的なのはもちろん、筋肉がつき、足腰が弱らなくて済みます。スポーツジムに通うのと同じような感覚で、「男性ホルモン補充療法」を選択肢の一つとして考えてみてはどうでしょうか。アメリカではすでに、男性ホルモン補充療法を受けている人が、約８００万人いるといわれています。
また、女性の場合にも、男性ホルモン補充療法はもちろん、女性ホルモン補充療法も効果的です。性ホルモンは性別を問わず、ホルモン補充療法で外部から補充することが可能なのです。

２００２年、アメリカ国立衛生研究所は、女性ホルモン補充療法を行うことで乳がんを発症する確率が増す可能性があると発表しましたが、その後の大規模調査では、「リスク増加はない」という報告が多数出ています。２０１７年の日本産婦人科学会のガイドラインでも、新しいタイプの補充療法はむしろ大腸がんのリスクを40％下げるとされています。

更年期の不定愁訴に対しては、精神安定剤などを処方するケースもありますが、安定剤は依存症になりやすく、頭がぼんやりすることもあるので、私はお勧めしません。70代ともなると、記憶障害の副作用が出ることも少なくありません。

ＱＯＬを重視する考えからすると、ホルモン補充は効果的な療法だと思います。

3　セロトニンを増やして幸福感に包まれる

赤身の肉がセロトニンを増やす

第1章で述べたように、セロトニンは、幸福感を感じやすくする脳内の神経伝達物質であり、心のコントロールに中心的な役割を果たしています。セロトニンが脳内で働くと、自律神経のバランスが整い、脳はリラックス状態になります。

一方、セロトニンが不足すると心のバランスが乱れ、不安感が高まっていろいろなことが心配になったり、イライラしやすくなったりします。

また、うつ病の原因となることもあります。実際、現在のうつ病の薬の多くは、脳内のセロトニン量を増やす作用をもっています。

ニューヨーク州精神医学研究所の研究によれば、自殺した人の脳標本を分析した結果、セロトニンが不足していることが判明しました。また、セロトニン不足により体のどこかが痛むなどの身体的な不調も起こることがあります。実際、セロトニン量を増やすうつ病の薬によって、慢性腰痛などが改善するケースも珍しくありません。

一般的にセロトニンは、40代くらいから分泌量が低下しはじめます。

セロトニンを増やすには、男性ホルモンを増やすときと同様、肉を食べることです。肉に含まれるトリプトファンというアミノ酸がセロトニンの材料となるためです。セロトニンを増やすという意味でも、やはり「落ち込んだときに肉を食べる」ことは医学的に正しいのです。

セロトニンは、やる気や快感にかかわるドーパミンや、不安や緊張に関連するノルアドレナリンの分泌を調整する役割も果たしています。

高齢者になると、タンパク質の摂取量が減る傾向がありますが、タンパク質の摂取量が減るとセロトニン不足が起こりやすくなります。そのため、精神衛生の観点からは、高齢者でもタンパク質を十分に摂取することが重要です。

肉の種類としては、牛や豚などの赤身肉がお勧めです。赤身肉には多くのタンパク質とアミノ酸が含まれており、脂肪の多い霜降り肉より健康にもいいでしょう。

ちなみに、セロトニンの材料となるトリプトファンをサプリメントで摂っても、血液脳関門という仕組みがあるので全部が脳にいくわけではありません。ただし、血中のセロトニンが不足すると、脳にいくセロトニンもさらに減るので、不足するようならサプリメントもお勧めです。

日光浴や軽い運動でセロトニン増加

また、日光浴もセロトニンの分泌を促すことが知られています。日光浴は脳内のセロトニンの量を直接上げるため、高齢者になったらできるだけ外に出て、日光を浴びることが生活習慣として大切になります。

緯度の高い国の多いヨーロッパでは、日照時間の短くなる冬にうつが増えます。そのため、光療法（高照度光療法）という強い光を浴びる治療があるほどなのです。

「朝の散歩が体にいい」とよくいわれるのは、セロトニンを増やす生活習慣になるからです。毎日30分程度は、日の光を浴びながら散歩することが望ましいでしょう。

また日光を浴びると、夜は睡眠と深くかかわっているメラトニンという物質が増えるので、睡眠の質もよくなります（これについては第4章でも述べます）。

会社勤めをしているときは、毎日の通勤や外回りで日に当たる機会も多いのですが、定年退職を迎えると、めっきり外出することが減り、日光を浴びる機会も少なくなります。そうなると脳内のセロトニンも減少してしまうため、意識的に外出して、少なくとも1日30分は日の光を浴びることを心がけてください。

日光を短時間浴びると、ビタミンDが体内で生成されるというのもメリットです。ビタミンDは免疫機能を調節して、風邪やインフルエンザ、肺炎などの予防に寄与し、カルシウムの吸収を促進して骨を丈夫にする働きもあるので、骨粗鬆症の予防になるのです。

加えて、ビタミンDにはがん予防の効果が期待できるという研究も行われています（国立がん研究センター）。

日光浴は気持ちも晴れやかになるので、いいことづくめなのです。

また、自室にいるときにはなるべく部屋を明るくしておくことも、セロトニンの分泌を促します。

さらに、食事の際にリズミカルに嚙む、ラジオ体操のような一定のリズムで動く軽い運動を行うことも、セロトニンがつくられるのを促進します。

逆に、アルコールはセロトニンを枯渇させる作用があると考えられています。健康な人が適度な量のアルコールを飲みながら、多人数で楽しくおしゃべりすることは、うつ病の予防的効果も期待できるのですが、一人飲みによる過度なアルコール摂取は、アルコール依存症に陥る可能性があるので注意が必要です。

高齢者に限らず、自殺の多くがアルコールを飲んで決行されているとも見られています。

ウォーキングではなく「散歩」のススメ

セロトニンを増やすために、運動や日光を浴びることが重要だと述べましたが、そうなると高齢者にとって向いているのは散歩でしょう。朝30分程度、日光浴をかねての散歩はとても効果的です。

よく誤解されるのですが、散歩はウォーキングとは違います。ウォーキングは、おもに運動として歩くこと自体が目的となっており、コースや時間を決めて行うエクササイズという意味合いが強いですが、散歩は運動としての歩行だけではなく、街の風景や季節の変化を楽しみ、気になる店があればちょっと立ち寄ってみる「そぞろ歩き」に近い趣《おもむき》があります。

「桜が咲きはじめたな」「こんなところにおいしそうなパン屋さんができたな」など、街の変化やこれまで気づかなかった店を見つけるといった「発見」があるのが散歩であり、新たな発見こそが、前頭葉の老化に対して大きな効果があるのです。

足腰も鍛えられて、前頭葉の老化予防にも効果があり、セロトニンも増えるという、〝一石三鳥〟の効果があるという点で、ぶらぶら歩くことが重要なのであり、ウォーキングではなく散歩を心がけるべきなのです。

4　高齢者の動脈硬化は気にしないほうがいい

高齢者の血圧や血糖値が高くなる理由

動脈硬化とは、血管の壁が厚くなり、硬くなる状態を指します。以前は、長年にわたって血管に脂質が蓄積し、動脈硬化が進行すると考えられていました。しかし、最近の研究では、血圧の上昇やコレステロールの増加によって血管に慢性的な炎症が起こり、血管壁の厚さや硬さが増すという複合的な要因が関与していることがわかってきました。

狭くなった血管に脂質が多く、ドロドロになった血液が流れると、詰まりの原因になります。この状態が冠動脈で起これば心筋梗塞となり、脳の動脈で起これば脳梗塞となります。

第1章では、脳の動脈硬化が気力や意欲の低下を招くことを述べました。

このような動脈硬化を予防するためには、通常、血圧や血糖値、コレステロール値を下げる治療が行われます。血圧、血糖値、コレステロール値が、現代の医療で「三大悪」とされているのは、これらの数値が高いと心筋梗塞や脳梗塞、脳卒中のリスクが増加するからです。

多くの研究から、こうした治療が動脈硬化の発症リスクを低減させる効果があることがわかっています。

ただし、いくら予防的な治療を行っても加齢には勝てません。私が勤務していた浴風会病院での剖検例でも、80歳を超えて動脈硬化のなかった人はいませんでした。

そして、すでに動脈硬化が進行している場合には、薬を使って血圧や血糖値、コレステロール値を下げる治療は逆効果となりえます。

歳をとると、一般的に血圧や血糖値は上昇する傾向があります。これは、動脈硬化に適応するための身体の反応とも考えられるのです。

慶應義塾大学医学部百寿総合研究センターと東京都健康長寿医療センター研究所が10

0歳以上の人々を対象に行った共同研究では、高血圧の人が多く見られました。その理由として、一般的に歳をとると血管の壁が厚くなるなかで、脳などの重要な臓器への血流を確保して十分な酸素やブドウ糖が行きわたるようにするために体が血圧を高くしている、という仮説があります。

つまり、高血圧によって疲れやすさや動作の遅さなどの虚弱状態を回避し、脳への血流もよくしているということなのです。さらに、高血圧によって認知症の進行も遅らせるというメリットもあります。

もちろん、年齢によっては高血圧が心血管疾患の原因になる可能性もありますが、すべての場合において血圧を無理に下げることは、むしろ認知症の進行を早めるリスクにつながる可能性もあるのです。

このように、薬を使用して数値を無理に下げることは、体調不良や頭がぼんやりするなどの副作用を生じさせ、活力を削ぐ可能性があるのです。それによって、免疫機能も低下し、感染症やがんなどのリスクが高まることも考えられます。

高齢者の血圧、血糖値、コレステロール値は高めのほうが健康にいい

たとえば、80歳を超えた高齢者の場合、血圧を下げることは、すでに狭くなっている血管の血流を悪化させるため、血液は滞ります。その結果、全身の細胞に酸素や栄養成分が行き渡らず、とくに脳に悪影響を与えることがあります。

脳への酸素や栄養の供給不足は、頭がぼんやりする、意識が飛ぶなどの症状を引き起こし、認知症の進行を促す可能性もあります。

血糖値についても同様です。動脈硬化によって血管の壁が硬くなると、血糖値がやや高くなければブドウ糖が脳に適切に供給されません。

血糖値を正常値まで下げてしまうと、脳がブドウ糖不足になる、「低血糖症」と呼ばれる状態に陥る可能性があるのです。この状態では、イライラや倦怠感、物忘れなど、脳の機能の低下が見られます。

長期にわたって低血糖症が続くと、認知症に似た症状が表れたり、失禁したりすること

もあります。さらに、このような症状を見た医者が、認知症や脳梗塞と誤診する場合もあるのです。しかも、高齢者では低血糖症の症状には個人差があります。たとえば、血糖値が110㎎／dLを下回ると低血糖症の症状が表れる人もいますが、一方で70㎎／dLを下回らないと症状が表れない人もいます。

もう一つ問題なのは、朝の検査をするときの血糖値が110㎎／dLであるのに、明け方の血糖値が60㎎／dLにまで下がっている人が少なからずいることです。こういう人は血糖値を測っている時には低血糖でないのに、明け方の低血糖のために低血糖症の症状がでたり、ボケたようになったり、失禁をしたりするのです。

このように、個人によって低血糖症の発症レベルは異なり、特定の数値を基準に治療することは困難なのです。

また、コレステロール値を下げるために食事を制限したり薬を服用したりすると、それが免疫細胞の材料を減らすことになるので、免疫力が低下してしまいます。男性ホルモンの生成も落ちますので、意欲が減退し、うつ病のリスクも高まります。

このように、高齢者の場合、血圧や血糖値、コレステロール値を薬で無理に「正常値」

にすることは、むしろリスクが高いのです。高齢者は代謝が落ちているため、薬の副作用が出やすくなることがあるうえに、低血糖や低血圧、低ナトリウム血症（血液のナトリウム濃度が不足した状態）などで意識障害を起こしやすくなります。

したがって、これらの数値は高めにコントロールするほうが健康にいいと考えられるのです。

近年、高齢者の危険運転が問題視されていますが、私は、血圧や血糖値を下げる薬を飲むことによって、あるいは薬の副作用によって引き起こされた意識障害が原因ではないかと思っています。実際、事故を起こした高齢者について周囲の人が「ふだんは安全運転の人だ」と証言したり、本人が当時の状況を「よく覚えていない」と証言することが多いのは、その証左だと考えています。

5 メンタルを弱める「医療常識」は捨てなさい

健康診断より心臓ドック、脳ドックを受けるべき

第1章では、健康診断が高齢者の不安を掻き立てる一因になっていると述べました。日本では、企業が従業員に健康診断を受けさせることが義務づけられているため、会社勤めの人であればほとんどの人が毎年、健診を受けていると思います。

それだけに、日本人は健診に対する信頼度が高いと思われますが、しかし、実際には、健診は長寿のためにはほとんど役に立ちません。というのも、健診によって示される判定は、健康と考えられる人の平均値を挟んで95％の人を正常とし、そこからはみ出た5％を異常としているにすぎないからです。

しかし、人の体質や環境は個々に異なるため、異常値とされても健康な人もいれば、正常値でも病気になる人もいます。異常値とされた人が、必ずしも病気になるという確たる証拠はありません。

日本の健康診断では、約50〜60項目の検査が行われますが、そのうち病気との因果関係が明確なのは、血圧や血糖値、赤血球数などの５〜６項目のみとされています。それも、血圧や血糖値が極端に高い場合でさえ、将来の健康に悪影響を及ぼす可能性が高いといえる程度でしかありません。

にもかかわらず多くの人は、異常値が出ると医者の指導の下で一生懸命正常値に戻そうと薬を服用するのですが、前述したように、高齢者の場合、かえってマイナス面のほうが大きいのです。

このように、健康診断の結果を盲信して数値改善に努めることは、むしろその人から元気を奪い、寿命を縮めることになりかねません。だから私は、意味のない検査数値に踊らされるくらいなら、健康診断など受けないほうがいいと考えているのです。

そもそも、健診で血圧、血糖値、コレステロール値を気にするのは、心筋梗塞や脳梗塞を予防するためです。しかし、健診で異常値が出たとしても、前述したように統計的に心筋梗塞や脳梗塞の確率が高くなるというだけで、だからといって、誰もが必ずそうなるというものではありません。人それぞれで、数値が高くても平気な人もいるし、数値が低くてもなる人もいるのです。

本当に心筋梗塞や脳梗塞を予防したいと思うなら、心臓ドックや脳ドックを受診されたほうがいいでしょう。

心臓ドックなら、心臓を取り巻く冠動脈のどこかに動脈硬化が進んで狭くなっているところがあれば発見することができ、それによりバルーンやステントを使って、その部分の血管を広げる治療に進むことができます。日本はこの血管内治療において、世界最先端の技術を有しています。

脳ドックでも、ＭＲＩを撮れば脳に動脈瘤があれば発見でき、早期発見によってカテーテルなどを使った予防手技を受けることができます。ただしこれについては、施設によって、うまいへたの差がかなりあるようです。

健診で出た数値が「確率的に心筋梗塞のリスクがあるから」と、薬で数値を下げることを指導されるよりも、心臓ドックで、「心臓のこの血管が狭くなっているので、ステントを入れたほうがいい」と言われたほうが、よほど納得できると思います。血管が狭くなっていないのなら、食事を制限したり、薬を飲んだりする必要もないからです。

薬と医者とのつきあいを変えてみる

私が「高齢者にとって生活のクオリティを下げる薬は、ストレスを増やしてかえって体を弱らせるから、飲まないほうがいい」などと書くと、出版社が欄外などに「本書の内容を実行する際には、医師にご相談ください」といった断り書きを入れることがあります。

ただ、「この薬を飲むと調子が悪くなるんです」と言って、すぐに処方を変えてくれるような医者ならいいのですが、「血圧が高くなりますよ」など、いろいろな理由をつけて（脅して）我慢を強いる医者も少なくありません（医者向けの「m３《エムスリー》」というウェブサイトでの私への批判に対して、医者の間では97％がそれに賛成しており、私の考えに賛同する医者は３％しかいないことがわかりました）。

しかし、症状は患者さんによって十人十色ですし、年齢によっても異なってきます。にもかかわらず、患者さんの言うことより医者の論理を優先するような病院に通っても、プラスになることはほとんどないと思います。

私は、薬を飲んで調子が悪くなるようなら、自分で試しにやめてみるしかないと思います。対処法を考えてくれる医者になら相談してもいいでしょうが、相談しても、結局、続けることを勧められるようでしたら何の解決にもなりません。

ですから、たとえば自分の判断で血圧の薬を少しの期間やめてみる。それにより、以前より頭がさえる、気分がよくなることが多くなります。薬によるストレスがなくなれば、それは免疫力を高めることにつながります。

もちろん、それによって長生きできる保証はできませんが、不快な状態でずっといるよりも、生活のクオリティを上げることのほうが、やりたいこともやれて、充実した人生を送れるはずです。もしも薬をやめて調子が悪くなるなら、またすぐ戻せばいいのです。薬をやめるのが不安だったら、量を半分に減らしてみることでもいいでしょう。

薬学では薬物の「血中濃度の半減期」といって、薬を分解したり、尿として体内から出ていく期間を重視しますが、高齢者になると、肝臓の機能が落ちて薬を分解しにくくなったり、尿から出す機能も下がったりして、この半減期が長くなります。そのため、飲んでいる薬が体に溜まる期間が長くなる可能性がありますから、それまで2回だった服薬を1回に減らすといったことを試してみるのもいいのです。

病院が消滅してかえって高齢者が元気になった夕張市

医療界には「夕張パラドックス」という有名な話があります。２００７年、北海道夕張市が財政破綻したため、それまで市内に唯一存在したベッド数１７１床の市立総合病院が維持できなくなり、19床の市立診療所のみとなったのです。

夕張市は高齢化率日本一だったこともあり、医療崩壊が危ぶまれました。しかし、結果として死亡率にはほとんど変化がなく、それどころか、夕張市立診療所の元所長、森田洋之医師によれば、「日本人の主な死因であるガン、心疾患、肺炎の死亡率について、女性のガンを除きすべて破綻後のほうが低く」なったのです（「PRESIDENT」２０２０年１

月3日号)。

その理由として、森田医師は、総合病院が消えたために、患者さんを重症度によってふるい分けし、入院や手術など大がかりな治療が必要な場合のみ札幌の病院に搬送するという、プライマリーケア(大病院での専門医療に対し、地域かかりつけ医による予防から在宅看取りまでを含む総合的な医療)を徹底したことにあると述べています。そうしてみると、入院治療が必要な患者さんは非常に少ないことがわかったのです。

そして、総合病院がなくなったために、患者さんの状況や考え方などに沿った医療を行わざるをえなかった結果、むしろ患者さんが望むような医療が可能になったのです。最期まで自分の家で好きなことをしていたいという考えの人には、無理やり病院のベッドに縛りつけるのではなく、できるだけその考えに沿った医療を行うようにする。その結果、がんや心疾患、肺炎による死亡率が低下し、かわりに老衰による死が増えたのです。

森田医師は、「プライマリーケアとは、一人ひとりの人生に向き合い、その人にとっての最善の医療を行うこと」だと主張しています。

この夕張のケースを考えると、高齢者が健康診断で少しくらい「正常値」から外れたからといって気にしたり、したくもない節制を強いられたりするのは、むしろ有害のことが多いということがわかります。その「正常値」にしても、平均的な成人における正常値にすぎず、高齢者には当てはまらないことも多いのに、若者から高齢者まで十把一絡《じっぱひとから》げで当てはめて、「正常だ」「異常だ」などと診断している医者が少なくないのです。

ですから、糖尿病やそのほかの疾病でも、よほどの重症でないかぎり、病院通いや服薬を控えても問題がないことが多いのです。もしも心配なら、頻度を半分に減らすくらいにしてみればいいのです。それで具合が悪くなるようなら、元に戻せばいいだけです。

高齢者はダイエットすべきではない

「健康診断でメタボと診断されたからダイエットしなくては」「妻から、もう年なんだから、塩辛いものや甘いもの、油っこいものは控えるよう、うるさく言われる」

そんな理由から、食べたいものを我慢している高齢者も多いでしょう。世間の常識では、太っていることは健康に悪いとされ、「塩分、糖分、脂質」は三大害悪のようにいわれています。

かつては、「ベルトの穴一つ変わると寿命が10年縮む」などということが、まことしやかにいわれていましたが、これにはまったく根拠がありません。もしも若いときのベルトの穴の位置をキープしないと長生きできないということになれば、現在の日本人の平均寿命が80歳以上などということは不可能です。

中年以降に脂肪が体に蓄積しやすくなる原因はさまざまありますが、男性の場合には、男性ホルモンが減少することが一つの要因となっています。テストステロンという男性ホルモンには、筋肉を増やして内臓への脂肪の蓄積を抑える働きがあります。中高年になるとこの男性ホルモンが減少しますから、脂肪が蓄積しやすくなるのです。ですから、中年太りというのはある意味で、自然なことといえます。

また、世界的な統計からも、やや太り気味の人、小太りの人のほうが長生きする傾向があることがわかっています。

老年医学の権威である柴田博先生は、著書『長寿の嘘』（ブックマン社）のなかで、2006年発表のアメリカでの調査結果を紹介しています。それによれば、29年間にわたって追跡した「国民健康栄養調査」の結果、いちばん長生きなのは、太り気味とされるＢＭＩ（体重を身長の二乗で割った数値）25～29・9の人でした。一方、ＢＭＩ18・5未満のやせ型の人の死亡率は、その2・5倍も高かったことが判明したそうです。

厚生労働省の研究班（代表：辻一郎東北大学教授）が２００９年に公表した、宮城県内の40歳以上の5万人以上を対象に行った大規模調査でも、もっとも長生きなのは少々ふっくらとしたタイプの人で、やや太めの人はやせ型の人より6～7年も平均余命が長いことが判明しています。

日本もアメリカも、やせている人よりも、ＢＭＩが25～30くらいの少々ぽっちゃりした人が、いちばん長寿であるという結果が出ているのです。

私の長年にわたる高齢者医療の経験からしても、元気な高齢者はたいていふっくらとした人です。また、見た目が実年齢より若く見える人も、ふっくらとした人です。逆に、実年齢よりも老けて見える人は、やせ気味の人です。

やせていると肌の張りやつやも悪く、シワが目立ちます。そうした高齢者は、たいてい食事にタンパク質が足りていません。高齢になってからのタンパク質不足は、老化を早めるのです。また、免疫力も低下させるため、がんなどさまざまな病気のリスクも高まります。

高齢者になったら、よほどの肥満でなければダイエットはすべきではありません。体重コントロールをするとしても、少々太めに目標を合わせるべきで、スリム体型は寿命を縮めてしまうのです。

塩分、糖分、脂質の制限もすべきではない

塩分、糖分、脂質の摂取制限にしても同様です。血圧、血糖値、コレステロール値を薬で無理に下げるべきではないことは、すでに述べました。

そもそも、「食べたい」と思うのは体が求めている、とも考えられます。高齢者は臓器の働きが落ちるため、これが欲求を生んでいる可能性があるわけです。

塩分を例にしてみると、人間は、ナトリウム（塩）がないと生きていけません。そのため腎臓にはナトリウムを貯留する働きがあり、足りなければキープしようとします。

ところが、老化するとキープする能力が落ち、逆に腎臓が塩分を足りなくても排出してしまうことがあるのです。こうなると、低ナトリウム血症が起こりやすくなります。低ナトリウム血症は、意識障害や痙攣などを引き起こします。これを防ぐため、体が塩分を欲しがることがあるわけです。

前述した中年太りもそうです。太り気味であるほうが長生きできる、それだけ好調になることを体が知っていて、あえて体に脂肪を蓄えている、あるいは太るために脳から「食べたい」という信号が出て、食欲が湧くとも考えられるわけです。

こうした体からの欲求に抗い、薄味で味気なく、量も少ない制限食を毎日毎食強いられるのは、非常に大きなストレスとなりえます。

繰り返しになりますが、ストレスのない毎日を過ごすことこそが、高齢者にとって長生きの素なのです。

高齢者で気をつけるべきは低栄養

たしかに60代くらいまでは、塩分の摂りすぎも太りすぎも、健康を損なう原因になるかもしれません。しかし70代、80代の高齢者の場合には、その常識を見直したほうがいいと思います。

というのも、高齢者が血圧や血糖値を気にして食事制限をしているうちに、食が細くなって、気づかないうちに低栄養状態となってしまうことも少なくないからです。高齢者にとって、もっとも気をつけるべきことは、低栄養状態にならないようにすることです。

ですから、60歳を超えたら、よほど重症の糖尿病や高血圧でないかぎり、食事制限をするよりも、好きなものを食べたほうがいいのです。肉を控えたり、炭水化物を減らしたりして低栄養状態になるより、食べすぎたくらいのほうがまだいいのです。

歳をとって食欲が落ちてきたらなおさら、好きなものであれば食べられるというなら、食べたほうがいい。それが3食アイスクリームになっても、健康を気遣って節制するより食べたほうが絶対にいいのです。

なお、60代、70代で食欲がなくなったときは、うつ病の可能性もあります。加えて、低栄養状態はうつ病を発症・悪化させる原因にもなります。とくに、タンパク質をとらなくなるとセロトニン不足になりますから、うつの状態が悪化してしまうのです。

うつ病になると、そうめんみたいなものなら食べられるけれど、肉は食べられないというような人が多いのですが、セロトニン不足を解消するために、アイスクリームでも冷奴でもいいから、タンパク質は絶対に摂取してくださいとアドバイスしています。

これに対して、認知症の方はなぜだか食欲が増す人のほうが多いのです。さっき食べたことを忘れて、もう1回食べるということもよくあります。そのため、認知症が軽いうちは太るのですが、症状が進んでくると、どうも吸収について脳からの命令が悪くなるのか、すごく食べて、それを忘れて何回も食べるものの、太らないケースが多いのです。重い認知症の人はやせていることが多く、太っている人はほとんど見たことがありません。

このようなことを見ているかぎり、やはり太っていることは健康の証なのだと思います。

第3章

日々の生活に訪れる
メンタル危機に備える

1　メンタル危機をもたらす高齢者のイベント

60代以降に訪れる「人生の転機」とストレス

これまでは、高齢者の脳の変化に起因するメンタルの危機とその対処法について述べてきましたが、本章では、環境の変化によるメンタルの危機について述べていきたいと思います。

高齢者になるほど、人生の大きな出来事に遭遇するようになります。しかも、長寿化によって人生のさまざまな節目の訪れも、より高齢になってから経験せざるをえなくなってきます。

以前なら50代、60代前半で起こっていたことが、60代後半～70代になって起こる。そのため、体力や気力が減退しているところにさらに大きな心身へのストレスがかかり、メンタル崩壊やうつになってしまうことも少なくないのです。

60代以上の高齢者が体験するイベントには、おもに以下のようなものがあります。

①定年退職
②子供の巣立ち
③親の介護
④親との死別

それぞれについて述べていきたいと思います。

①定年退職で喪失感に苛まれる夫、ストレスが溜まる妻

・定年後に引きこもりになる人が多い

一つは定年退職です。多くの企業では通常60歳が定年ですが、２０１３年に日本政府が「高年齢者雇用安定法」を改正し、２０２５年４月から65歳までの雇用確保を義務づけたこともあって、現在ではほぼ１００%近い企業に継続雇用制度があり、実質的には65歳を定年と見なしている方も多いでしょう（２０２１年にも同法は改正され、企業は70歳までの就業機会確保が努力義務とされましたが、70歳まで働ける制度のある企業は２０２２年時点で27・９%）。

男性には、仕事＝人生のような人も少なくありません。定時に出社し、夜に帰宅するという長年続けてきた習慣や、社会的地位、社会的人間関係などが、定年によって一気になくなることになります。その喪失感から、急に老け込んでしまうケースがよく見られます。

とりわけ男性の場合、定年でやることがなくなると、しだいに自分の居場所がなくなっ

た、世の中に必要とされていないと感じるようになります。男性は、孤独感よりも、この自己無価値感や自己評価の低下のほうがメンタル的にきつい場合があるようです。自分は役立たずの老人で、世間の邪魔・迷惑になっていると感じると、どんどんマイナス思考になっていくのです。

加えて、妻にとっても夫の定年は、生活が大きく変わります。とくに、これまで夫がいない時間に買い物や友人とのランチなど、毎日自由気ままに過ごしていた妻の場合、定年後の夫が毎日家にいることが大きなストレスになりがちです。

第1章で述べたように前頭葉の萎縮が進み、男性ホルモンの減少で気力が低下していると、夫はますます家に閉じこもりがちになります。一方、その頃の妻のほうは、男性ホルモンの分泌が増加して社交的になり、外に出たいという欲求が強まっていることが多いのです。

にもかかわらず、妻が外出しようとすると、夫から「どこに行く？　何時に帰ってくる？　俺の昼飯はどうする？」などと聞かれる、あるいは、「俺も行く」と濡れ落ち葉のようについてこられるようになる。これは妻にとっては大きなストレスになります。

このように、夫が妻のストレスになることを「夫源病《ふげんびょう》」といいます（この言葉は、循環器・心療内科医の石蔵文信氏が命名したもので、正式な病名ではありません）。

この10年間ほどで、「同居期間が25年以上」の中高年夫婦の離婚は、２倍以上に増えていますが、その大半は、妻から離婚を切り出したケースです。つまり、「定年退職後の夫がずっと家にいる」ことに耐えられなくなってしまう妻が、それほど多くなっているのです。

・仕事は75歳までやるべき

最新のデータでは、日本の男性の平均寿命は81・47歳、女性が87・57歳です（厚生労働省「令和３年簡易生命表」）。

１９６０年の平均寿命が男性65・32歳、女性70・19歳だった（厚生省大臣官房統計調査部「第11回生命表」１９６６年）のと比べると、ここ60年で男女ともに16歳以上も寿命が延びたことになります。

１９６０年当時は定年が55歳で、男性の定年後の余生は10年ほどしかありませんでした。

ところが現在では、60歳で定年退職した場合、余生は20年以上、かつての倍もあるのです。しかも、この平均寿命は全年齢を対象としたものですから、幼児や若くして亡くなった方も含まれています。すでに65歳を迎えた人に限定すると、男性では19・85歳、女性では24・73歳の平均余命があります（厚生労働省「令和３年簡易生命表」）。

つまり、現在65歳の男性は平均的に約85歳まで、女性は約90歳まで生きるということであり、さらに寿命は延びるわけです（次ページ表）。

もちろん、長生きしても健康でなくては意味がありません。厚生労働省が発表している「健康寿命」（健康上の問題で日常生活が制限されることなく生活できる期間の平均）の最新データ（２０１９年）では、男性は72・68歳、女性は75・38歳ですが、これも健康なまま65歳に到達した人の場合には、男性で14・43歳、女性で16・71歳の「健康余命」があります。要するに、65歳時点で健康な人は、男性なら平均的に79歳まで、女性なら81歳までは日常生活に支障なく生活できることが多いのです。

前述したように、現在では多くの企業が65歳までの定年延長や再雇用の制度を導入していますが、この制度を利用して65歳で会社をやめた場合でも、15年ほどは健康な状態でフ

表① 65歳時の各年齢までの生存率と各年齢における平均余命

	男		女	
	生存率	平均余命	生存率	平均余命
65歳	100%	19.85	100%	24.73
70歳	93.9%	18.96	97.4%	20.31
75歳	84.7%	12.42	93.5%	16.25
80歳	71.5%	9.22	86.7%	12.12
85歳	53.2%	6.48	74.8%	8.6
90歳	30.7%	4.38	54.9%	5.74
95歳	11.3%	2.90	28.7%	3.66
100歳	2.0%	1.91	7.9%	2.41
105歳	0.1%	1.25	0.9%	1.64

出所）厚生労働省「令和３年簡易生命表」より作成
生存率は現在65歳の人が各年齢まで生存する確率。平均余命は各年齢時点における平均余命。

表② 日本人の平均寿命と健康寿命

	男	女
平均寿命	81.47	87.57
健康寿命	72.68	75.38
非健康期間	8.96	12.36

表③ 65歳の日本人の平均余命と健康余命

	男	女
65歳時点の平均余命	19.85	24.73
65歳時点の健康余命	14.43	16.71
65歳を基準とした非健康期間	5.42	8.02

出所）厚生労働省「令和元年簡易生命表」「令和３年簡易生命表」、ニッセイ基礎研究所より

リーな時間が続くことになります。

75歳くらいまでは心身ともに元気な人が多いことを考えれば、日常生活に支障なく生活できる日々を10年間は維持できることになります。就寝や食事などを除いて１日の自由時間を10時間とすれば、年間３６５０時間、10年ではじつに３万６５００時間、80歳まで元気なら５万４７５０時間を自由に使えることになります。

ＯＥＣＤ（経済協力開発機構）が発表した「２０２１年年間労働時間」によると、日本人の平均年間労働時間は１６０７時間、20歳から60歳まで40年間働いたときの平均就労時間は、およそ６万４２８０時間になります。この２割減くらいの時間を65歳以降80歳まで、何かをして過ごさなくてはならないのです。

ちなみに、もしも60歳で再雇用を希望せずにリタイアした場合、60〜80歳までの自由時間は７万３０００時間となり、現役時代の平均就労時間を超えることになります。

この時間をどう有意義に使うかによって、老後の人生は大きく変わりますが、私はやはり「働く」ことがもっともふさわしいと思っています。おおむね元気でいられる75歳くらいまでは働いたほうが、脳の老化防止にも、家庭内での夫婦関係にとってもいいのではないかと思うのです。

・老後も仕事を続けたほうが幸福感は高い

もちろん、なかには「そんな歳になってまで働きたくないよ」という人もいるでしょう。定年後、旅行や趣味で悠々自適の生活を送りたいと考えている方もいると思います。しかし、2、3年もそうした生活を続けていると、飽きてしまうことが多いのです。

しかも、世界各地で行われている調査では、「老後、働いているほうが長生きで幸福度が高い」という結果が出ています。

日本でも、リクルートワークス研究所がまとめた「全国就業実態パネル調査2022」によれば、「昨年1年間、生き生きと働くことができたか」という質問を正規職員・従業員に限定して年齢別に比較した場合、「はい」と答えた全体平均が28・6%だったのに対して、55～64歳は31・5%であり、65歳以上ともなると49%と平均の1・7倍以上もポジティブな回答でした。

高齢者は子育てや住宅ローンからも解放されていることが多いので、自分の好きな、面白いと思う仕事ができることが、このアンケート結果につながったのではないかと思います。

楽しく、刺激に満ちた毎日を送ることは、前頭葉の老化への対策にもなりますし、体の免疫力を高めることにもつながるのです。

②子供の巣立ちで広がる「心の穴」

・晩婚化で子供の独立が定年と重なる弊害

男女とも、婚姻年齢は徐々に下がりはじめ、晩婚化が進んでいます。１９５２年に男性の平均婚姻年齢は27・３歳、女性は23・９歳でした。それから約70年が経過した２０２１年では、男性が33・５歳、女性が31・４歳と、それぞれ６～７歳も晩婚化しています（初婚、再婚含む）。

１９９０年の男性の平均婚姻年齢は29・７歳、女性は26・９歳でした。この年に平均婚姻年齢の男女が結婚し、翌年に子供をもうけた場合、31年後の２０２１年時点で男性は60

歳を超え、女性は58歳、子供は30歳になっています。

2021年の平均婚姻年齢からすると、子供が男子なら3〜4年後、女子なら2年以内に結婚する時期であり、男親の定年前後、女親の還暦前後に子供の結婚・独立が重なることになります。あくまで平均的な統計の話ではありますが、65歳まで定年延長した父親の場合は、子供が結婚・独立して1年ほどで定年退職という大きな環境変化が続くことになります。

・母親は社交によって喪失感を埋めるが……

一方の母親のほうはどうでしょうか。日本の場合は、同居しているときに母親が子供の面倒をいちいち見ている、母子密着型がとても多いことが特徴です。子供はもういい社会人なのに、朝夜の食事からお風呂、洗濯、部屋の掃除まで母親がすべて世話をする。息子の場合には、まるで恋人のようにべったりする母親も少なくありません。

ところが、子供が自立して巣立つと、ぱったりと連絡や接触が少なくなるというのが、日本の特色でもあります。これは世界的な調査で明らかなのですが、日本は親が元気なうちの親子のコンタクトが世界でももっとも少ないのです。

たとえば、アメリカ映画などを見ていると、クリスマスだとか親の誕生日などには、遠路はるばる子供たちが集まることが普通に行われています。

しかし、日本は子供が独立すると、家に寄りつかない、連絡もしないことが多いのです。だから、母親としては、心にぽっかりと穴があいてしまう。

とはいえ、これまで述べているように、女性は高齢になると男性ホルモンが増加しますから、活発になり社交的になります。そのため外に出て観劇したり、友人とのランチや夕食会などを楽しんだりすることで、こうした穴を埋めることができます。

ところが、悪いことに夫の定年もこの時期にほぼ重なるため、前述したように、いきなり夫婦だけの時間が増え、お互いがストレス状態になってしまうわけです。

加えて、この時期には次項のような「親の介護」に直面することが多くなります。

③親の介護が招く深刻なストレス状況

・達成感のない「老老介護」

日本人の長寿化にともない、親が要介護になる年齢も高齢化するようになりました。かつて親との死別は子供が40代、50代のときが多かったのですが、現在では60代、場合によっては70代というケースも珍しくありません。

「親が死ぬ」というのは、フロイトが精神分析の理論を確立した頃から、メンタルにダメージを与えるという点では人生における最大のイベントといわれてきました。

もっとも、フロイトが活躍した19世紀末においては、多くの人にとって「親の死」は40代頃までに経験する出来事だったでしょう。それがいまや「親の死」は50代や60代、場合によっては70代で経験する出来事になっているのです。

そのぶん、親の死を覚悟しやすくなったかもしれませんが、その半面、親が介護を必要とする段階では、介護する子供の側も体力的に衰えている「老老介護」になってしまうという、昔ではありえなかった問題も生じています。

親は80代後半～90代というかなりの高齢に達しているでしょうし、それまでに認知症や要介護状態になっているケースも多くなります。したがって、ほとんどの人が介護と無縁でいることはできませんし、しかも夫婦２人で最大４人の高齢者の介護をすることもありえます。

しかも、親の介護の最終的なゴールは死別です。介護によって一時的に状態がよくなることはあるでしょうが、寝たきりになっていた親が立って歩けるようになる、認知症の症状がなくなるといったことはまずないわけです。少しずつさまざまな機能が衰えていき、食も細くなっていって、やがて死を迎えます。

それだけに、介護には達成感というものがあまりありません。しかも、親の認知症が進むと、いろいろ面倒を見ても感謝の言葉すらもらえませんから、介護者は非常に大きなストレスを抱えることになります。そのため、虐待に走ってしまうケースも少なくないのです。

・介護ストレスは虐待の原因にも

ちなみに、厚生労働省によれば、養介護施設従事者による高齢者の虐待については、2021年は通報・相談が2390件、そのうち虐待と判断された件数が739件だったのに対し、養護者（高齢者の世話をしている家族、親族、同居人など）による虐待については、通報・相談が3万6378件、虐待と判断された件数が1万6426件でした。

周りの目もあって虐待が表に出やすい養介護施設に比べて、自宅での養護者による虐待は見つけにくく、外部からもわかりにくいという特徴があります。それでも件数としては、圧倒的に家族などによる虐待が多いのです。

しかも、アンケート調査では、4割弱の在宅介護者が、介護される高齢者に虐待をしたことがあるという結果もあります。暴言レベルも含まれているかもしれませんが、施設では見過ごされることのないレベルの虐待が、在宅の家庭では日常的に行われている可能性もあるのです。

ちなみに、虐待を受けた高齢者から見た虐待者の続柄は、息子38・9％、夫22・8％、娘19・0％、妻7・0％、息子の配偶者2・7％となっています。「夫」と「妻」は、それぞれ配偶者に対する虐待ですから、高齢者への虐待のうち、60%以上が子供らによる親への虐待であることがわかります。しかもそのなかでも、息子からのものがいちばん多いわけです。

・介護離職は絶対にやめるべき

私は、親の在宅介護はすべきではないと考えています。介護施設でケアしてもらったほうが、本人にとっても子供にとっても幸せであることのほうが多いのです。

もし、まだ50代で体力があるうちに親の介護をすることになったとしても、そのために仕事を辞めることは絶対に避けるべきでしょう。

介護離職者が年間約10万人もいることからもわかるように、日本では多くの人が親の介護に専念したいがために仕事を辞めているのが現状です。しかし、収入がなくなった状態で貯金と親の年金だけを頼りに介護に専念しても、結局は生活を維持できなくなり、共倒れということになりかねないのです。

私の経験では、介護離職を選択するほどに思いつめてしまう人ほど、教科書どおりの介護を過剰に真面目に実践しようとする一方で、介護のプロに任せることを極端に避ける傾向があります。ヘルパーさんに介助してもらうのを固辞したり、デイサービスに行かせることについても、「ボケ老人のなかに入れるのはかわいそうだ」などと主張して断ったりし、何もかも自分で抱え込んでしまう例を、私はこれまでたくさん見てきました。

親孝行をすること自体はいいことなのですが、そもそも親にとって最大の願いはわが子に幸福でいてもらうことでしょう。親孝行のためにわが子が人生を棒に振るようなことは、親だって望んでいません。

・老人ホーム利用は親子双方にメリットがある

ですから、私は介護離職を検討している人に対しては、「あなたが仕事を辞めるくらいだったら、ホームに入れたほうが絶対いいですよ」と例外なく忠告してきました。

親を「老人ホーム」に入れることに引け目を感じる人もまだまだ多いですが、施設に関しては、昔と比べて質が上がり個室化も進んだ一方、介護保険制度開始後は価格破壊が進んだため、ずいぶん安い料金で利用できるようになっています。

介護保険が始まる前は、有料老人ホームに入居するには最初に巨額の入居金が必要になるのに加え、「家賃＋お世話料」として毎月40万～50万円を払う必要がありました。

しかし、高額の入居金が問題になったこともあり、月々の入居料に上乗せする仕組みもつくられました。さらに、その月々の入居料（食費を含め、トータルで20万～30万円ほど）プラス介護費用を払うことになるのですが、それについては、親の収入にもよりますが、およそ7～9割が介護保険から支払われ、ご家族や本人は、残りの1～3割を負担すればいいことになっています。

２０１８年8月から高額の年金などの収入がある人は3割負担になりましたが、それでも、介護保険施行前と比べて、厚生年金に入っていれば、おおむねその範囲で支払いが可能な額となったわけです。

④親の死からうつ病になる危険性

・介護熱心だった人、不仲だった人に多い「親ロス」うつ

前述のように「親が死ぬ」というのは、フロイトが精神分析の理論を確立した頃から、メンタルにダメージを与えるという点では人生における最大のイベントといわれてきました。

フロイトは基本的に「父親の喪失」を想定していますが、むしろ母親のほうが重要な愛情対象であることが多いといえるでしょう。

とくに70代以降になると、親しい家族との死別を経験することもあるでしょう。昔なら40代くらいで自分の親と死別していたものですが、いまでは70代になってから親を見送ることも増えてきました。

また70代ともなると、配偶者との死別を経験する人もしだいに増えてくるでしょう。

このような親しい人との死別からなかなか立ち直れず、うつ病になってしまう人も少な

からずいます。加齢によりセロトニンや男性ホルモンの分泌が減少してきているので、もともとうつ病になりやすくなっているのです。

どういうタイプの人がとくにそうなりやすいかといえば、先ほども述べたような、親の介護をするために離職までしてしまう人、なかでも独身の熟年男性が目立ってなりやすいと感じています。

50代、60代で会社を辞めて、長年親の介護に専念していた人は、多くの場合、外部との接触を断ってしまっていますし、自分の生きる意味を介護に捧げきっている面がありますから、親の死と同時にロスが起こりやすいのは当然といえば当然です。

加えて、親子関係に対する罪悪感をもっているようなケースも、親の死がとてもこたえるという人が多いようです。これまで不仲だった、親不孝ばかりしてきた、親孝行もろくにできなかった、そんな思いが罪悪感となっていて、いざ親がいなくなってみると喪失感に耐えられなくなってしまうのです。

・「親ロス」には人との会話を増やすことが重要

要介護状態や認知症状態が5年、10年と続いていると、介護する側も「いなくなれば楽になるかも」という思いが頭をよぎることもあるでしょう。そしてそのことが、実際に親を亡くしたときに罪悪感になる人も少なくありません。

しかし、介護が負担になっている人がそうした思いを一瞬でももってしまうのは自然であり、仕方のないことです。それも親の死を受け入れるまでのプロセスとして必然的に訪れることだったとして、ポジティブに捉えてもよいのではないかと思います。

私が、仕事を辞めてまでの親介護は危ない、と再三警告しているのは、こうした状態に陥ってほしくないからでもあります。

もっとも、こうした人でも、他者とのコンタクトがとれるかぎりは、その後もずっとうつが続くことはあまりありません。

私のもとにそうした「親ロス」の患者さんが来られた際は、きょうだいでも友だちでも誰でもいいので、ほかの人ともっと会話することを奨励しています。

私が主宰している認知症の家族会のような場では、認知症の親を看取ったメンバーに対してほかのメンバーがいろいろと話を聞いてくれる環境ができあがっていますが、これがメンバーの「親ロス」が深刻にならない役割を果たしていると思います。

親や親しい人と別れることはつらいものですが、そのつらい思いを素直に話せる家族や友人がいるかどうかは、大きな救いの要素になってきます。一人で閉じこもっているのではなく、ときには信頼できる相手に悲しみを打ち明けることで、心が救われ立ち直っていく力になります。

・「生命表」から親の死を意識して心に余裕をもつ

では、どうすれば、そのような死別を高齢者はうまく乗り越えていけるのでしょうか。

その一つとして、「生命表」から親に残されている時間を計算し、心に猶予をもっておくことが挙げられます。

親が亡くなれば誰でも落ち込みますが、予期できなかった死と、ある程度予期できる状況のなかで迎えた死では、受ける精神的ダメージに大きな差があります。現代では医療が進歩しているおかげで、突然死の場合を除けば、親の死を受け入れることができる時間的な猶予を確保しやすくなっています。

厚生労働省が作成している「生命表」を使えば、自分の親に残された平均的な余命をおおよそ計算することも可能です（「令和3年簡易生命表」、次ページ）。生命表は、ある期間における死亡状況（年齢別死亡率）が今後変化しないと仮定したときに、各年齢の人が1年以内に死亡する確率や、平均してあと何年生きられるかという期待値を、死亡率や平均余命などの指標によって表したものです。

この生命表に自分の親の年齢を当てはめてみれば、それぞれの年齢における「平均余命」を調べることができます。たとえば、表中の81歳の数字を見ると男性の平均余命は「8・63」となっていますので、平均寿命まで生きた人はさらに90歳近くまで生存が期待できます。同様に女性の数字を見れば、平均の87歳まで生きた人はさらに「7・36」年、95歳近くまで期待できるというわけです。

あくまで統計的な「平均」でしかありませんが、おおよその目安にはなると思います。予期できなかった死と、ある程度予期したなかで訪れた死とでは、受ける精神的ダメージが大きく異なります。

令和3年簡易生命表

男		女	
年齢	平均余命	年齢	平均余命
60	24.02	60	29.28
61	23.17	61	28.37
62	22.32	62	27.45
63	21.49	63	26.54
64	20.67	64	25.64
65	19.85	65	24.73
66	19.05	66	23.84
67	18.26	67	22.95
68	17.48	68	22.06
69	16.71	69	21.18
70	15.96	70	20.31
71	15.23	71	19.45
72	14.51	72	18.59
73	13.80	73	17.74
74	13.10	74	16.91
75	12.42	75	16.08
76	11.75	76	15.26
77	11.09	77	14.45
78	10.45	78	13.66
79	9.82	79	12.88
80	9.22	80	12.12
81	8.63	81	11.37
82	8.06	82	10.64
83	7.51	83	9.94
84	6.98	84	9.26
85	6.48	85	8.60
86	6.01	86	7.97
87	5.56	87	7.36
88	5.14	88	6.79
89	4.75	89	6.25
90	4.38	90	5.74
91	4.04	91	5.26
92	3.72	92	4.80
93	3.43	93	4.38
94	3.15	94	4.00
95	2.90	95	3.66
96	2.67	96	3.35
97	2.46	97	3.08
98	2.26	98	2.83
99	2.08	99	2.61
100	1.91	100	2.41
101	1.76	101	2.22
102	1.62	102	2.06
103	1.48	103	1.90
104	1.36	104	1.76
105~	1.25	105~	1.64

こうした生命表からご自身の親の余命を考えておくことは、いざというときのダメージを少しでも軽減することに役立ちます。

・親との関係、夫婦の関係を見直す

前述しましたが、日本人の特徴として、親が介護を必要とすると一生懸命に面倒を見るのに、元気なときにはほとんどコンタクトをとらないという傾向があります。とくに息子の場合、結婚後も母親に頻繁に連絡をとると「マザコンだ」と責められるため、遠ざかってしまうこともあるようです。娘であっても、結婚後は自分の家庭があり、実家には関わりきれないことも多くなります。

しかし、本当は日本人は、親が健康なうちにもっと親孝行をするべきだと思います。おいしいものを食べにいったり、一緒に旅行をしたり、どんなことでもいいので、日常的に親と時間を過ごして、大切な経験を積み重ねるべきです。

そうすれば、親と別れたときにも、その経験が罪悪感や喪失感に苦しむことを和らげてくれるでしょう。

配偶者と死別した場合、なかには一気に老け込んでしまう人もいます。夫が先に亡くなった場合、残された妻は、これまで以上に生き生きとすることがある一方で、妻であっても、夫であっても、配偶者の死に立ち直れないほど大きなショックを受ける人もいます。しかし、それはとても充実した夫婦関係を築いていたという証でもあります。そういった濃密な人生を生きてきたことを誇りに思ってもいいでしょう。

70代になると、社交性が減り、夫婦２人で過ごす時間が多くなりがちです。夫婦で食事や旅行、趣味の活動、外出などを一緒にすることが多いですが、このような夫婦の関係はいつか終わりが訪れます。

必ずどちらかが先に亡くなり、残された側は、夫婦２人でしか行動していなかったため、ほかの人間関係が薄くなってしまいます。その結果、孤独になり、死別の悲しみから立ち直れなくなることもあるのです。

そこで、70代になったら、夫婦だけの閉じた関係だけではなく、ほかの人たちとの交流も大切にしましょう。ほかの人たちとの接点をもつことが、残された側が健やかに生きていくための支えとなることは確かです。

2 メンタル危機を回避する生き方

老いと戦う年齢、老いを受け入れる年齢を知る

私は、老いと戦う時期と、老いを受け入れる時期があると考えています。

少なくとも70代までは、老いと戦うべきだと思います。いろいろなチャレンジをしたほうがいいですし、新しいことに挑戦したほうが脳や体の衰えに対しても効果があることは、すでに述べたとおりです。

しかし、80代半ばくらいになってくると、身体的な老いを意識せざるをえなくなってきます。これまでできていたことができなくなってくる。この時期は、いかにこれまでできていたことを維持するか、ということが重要になってきます。

そして、できなくなったことについては無理をするよりも、「もう80代半ばだから仕方がない」と老いを受け入れ、別の方法をとることが必要になってきます。歩行に難が出てきたらつえや押し車を使う、尿漏れするようになったらオムツをする、そういう時期です。

とくにオムツなどはなかなか受け入れられず、拒否する人が少なくありません。しかし、「そういうもんだ」と思って老いを受け入れることで、外出も怖くなくなります。

いずれ老いを受け入れる時期がやってくる。そのことを覚悟しておくことが肝要です。そのことを意識しておくだけで、いざそうなったときのメンタルの状態はかなり違います。

高齢者は子供との同居はしないほうがいい

高齢者の自殺というと孤独な独居高齢者に多いと思われがちですが、じつは家族との同居高齢者のほうが多いのです。家族と暮らしていると遠慮して部屋に閉じこもり、食事も別々、ときには陰で嫌味を言われたりする……そんな毎日が続けば孤独感は募ります。

また、人に迷惑をかけたくないと思い込んでいる人は、子供や子供の家族に介護をさせるなんてできないと死を選ぶことさえあります。

私は、老齢期に子供と同居することには反対です。現役で仕事をしている60代前半くらいまでは、まだ親のほうが生活費などのお金を多く出していたりしてありがたがられますが、仕事がなくなる65歳以降はそこまでの資金援助も難しくなり、体も動かなくなってくるため迷惑をかけることも多くなるので、本人としてもしだいに気づまりになっていくからです。

子供家族のそばにいたほうが安心だと考えるなら、スープの冷めない距離のところにアパートを借りるなどするのがいいでしょう。それもできたら60代のうちに、です。

また、仲の良い友達と暮らすというのもやめたほうがいいと思います。やはり、人間関係が大きなストレスとなることが少なくないからです。

そして体の衰えが顕著となる80代になったら、施設に入ることを考えるべきです。繰り返しになりますが、子供の側としても、親の介護が始まったら、早いうちに施設に入れることをお勧めします。そして週に一、二度お見舞いに行くようにしたほうが、よほど両者にとってハッピーなのです。現在の老人ホームは、どんなに詰めても４人部屋です。

しかも、かつてとは比べものにならないくらい、高齢者の扱いがうまくて優しい。「親を老人ホームに入れるなんて」という考えは、むしろ自分にとっても親にとっても、マイナスになることのほうが多いのです。多くの高齢者とそのご家族を見てきて、そう確信しています。

転倒を減らすためには

高齢者の場合、転倒による骨折で寝たきりになってしまうケースがとても多いのです。いかにして転倒を避けるかということは、高齢者にとっては大きな課題です。

まず常識的にいえるのは、骨と筋肉を強くすることとです。とくに、近年の新型コロナウイルスの流行で外出が減ったことで、筋力が弱くなっている高齢者が多いため、ちょっとしたことで転ぶ危険性が増えています。

加齢によって活力が低下し、要介護状態になる危険性が高くなった状態を「フレイル」といいますが、フレイルを予防するためには、適度な運動とバランスのとれた食事が重視されます。フレイル予防については、街の医師会や各地の福祉保健局などが、小冊子やホームページでそのやり方を紹介していますので、参考にしてみてください。

もう一つは、ふらつきを減らすことです。高齢者のふらつきの原因としては、血圧を下げる薬や血糖値を下げる薬、睡眠薬などが原因になっていることも少なくありません。少なくとも血糖値や血圧は下げるよりも、むしろ高めの水準でコントロールしておいたほうが転ぶリスクは少ないのです。

運転免許証は返納しないほうがいい

一般的に、高齢者は下半身の筋力から落ちていきます。下半身の筋力が落ちると、階段を降りるときが怖くなるし、歩くのが億劫になっていき、ますます筋力が衰え、ふらつきの原因になってしまうのです。

筋力を保つために、家事などはいい運動になりますが、力仕事など無理な負荷をかけると、腰痛や筋肉痛、怪我の原因になり、これがまた転倒の原因になる可能性があるため、無理はしないほうがいいと思います。

よく聞く話としては、運転免許を返納した高齢者が、代わりに自転車に乗って転倒してしまい、骨折したというケースです。久しぶりに自転車に乗ったために、うまく体がコントロールができなくなっているのです。

ふらふらして怖いので、倒れないようにスピードを出す高齢者もいて、街中でかえって危険なことも少なくありません。

だから私は、高齢者の運転免許返納には反対です。できるうちは運転したほうがいいのです。統計学的に見ると、少子高齢化により人口に占める高齢者の割合は増えていますが、免許人口に占める高齢者の運転による死亡事故数の割合は、毎年、減りつづけているのです。

運転免許証については、医者が認知症と診断すると強制的に取り上げられますが、認知症でも軽いうちは運転ができます。しかしながら、それを奪われると認知症が進んでしまいます。

高齢者は運転がへたになってくることで、しだいに運転が億劫になってきます。外に出るのも面倒になります。免許証の返納は、そうなって「もういいや」と思ってからでもいいのです。なにも周りから促されたり強制されたりする必要はありません。

むしろ危ないのは、前述のように、薬の飲みすぎで意識障害を起こして、逆走や暴走を起こすことなのです。

「片づけられない」高齢者の荷物を家族が整理するのはNG

高齢者になると、ものが捨てられない、片づけられなくなるという話をよく聞きます。たしかに、高齢化にともない前頭葉が萎縮することで気力が落ちていきますので、片づけようというモチベーションが低下することも、その一因でしょう。

ただし、前述したように加齢にともない性格が先鋭化しますから、もともときれい好きな人は、認知症にならないかぎり、やはりきれい好きなままであることが多いのです。逆にちょっとズボラな人、あるいは部屋は少し汚れていたほうが仕事がはかどると思っているような人は、加齢にともないさらにズボラになったり、もっと雑然とするようになったりするのです。

後者については、ものが溜まる、部屋が散らかるといったことが加速しますから、「高齢者になると片づけられない」という印象が強くなるのではないかと思います。

このように、片づけられない、捨てられない高齢者に対して、家族が代わりに片づけてしまう、ものを捨ててしまうというケースがありますが、これはあまり勧められたものではありません。

ゴミ屋敷になって隣近所に迷惑をかけているような場合は別ですが、部屋が雑然とするくらいなら、家族は勝手に片づけたり捨てたりしないほうがいいと思います。

前述したように、歳をとるにつれ性格が先鋭化するため、部屋が散らかっている高齢者は、もともと部屋にものがあったほうが落ち着く性格であることが多いからです。他人には部屋にとって邪魔な「不用品」だと思えても、雑然と置かれた古い雑誌や新聞なども、その人にとっては大切なもの、思い出のあるものかもしれないのです。

にもかかわらず、家族が「いらないもの」だと勝手に処分してしまうと、高齢者にとっては大きなストレスになりますし、家族との軋轢《あつれき》の原因になることも少なくありません。

かなり進んだ認知症でそのものの存在を忘れているならいいのですが、そうでないならば、片づけられないのも部屋が雑然とするのも、その人の性格だと思って、できるだけ好きにさせることが望ましいと思います。

高齢者はペットを飼うべきか

２０２２年2月、国立環境研究所や東京都健康長寿医療センターの研究チームは科学誌「プロスワン」に、東京都内の高齢者1万人以上を対象にした調査で、「犬を飼っている人は飼ったことがない人に比べ、介護が必要になったり、亡くなったりするリスクが半減する」という結果を発表しました（「朝日新聞」２０２２年2月24日付）。

飼い犬との散歩や飼い主たちとの交流が、高齢者の健康維持に役立つということが明らかになったかたちですが、ペットを飼うことにより、「幸せホルモン」であるセロトニンが増えることはよく知られています。

60代半ばで子供が巣立ったあと、あるいは定年退職後の「第二の人生」に、ペットを飼いはじめる高齢者も少なくありません。新型コロナが流行する2020年までは、70代で犬、猫を飼いたいという人は増加傾向にありました（犬：2016年14・4%→2019年14・8%、猫：2016年9・7%→2019年10・4%、「2020年全国犬猫飼育実態調査結果」）。

高齢者がペットを飼う場合、もっとも問題になるのはペットロスです。60代半ばでペットを飼ったとしても、犬の平均寿命が10〜13年、猫が12〜18年ですから、人間のほうがペットより長生きすることが多いのです。

これにより、ペットが亡くなってメンタルがおかしくなる人がかなり増えることになりました。私の感覚からすると、ペットロスは、子供が巣立った高齢者がうつ病になる原因として最大のものかもしれません。それくらい多いのです。

ペットロスに対する最良の治療法は、新しいペットを飼うことです。ただ、現在はペットに対する保護意識が非常に強くなっていて、ペットショップにしてもペットの保護施設にしても、高齢者に対して「亡くなったあとに面倒を見る人がいる」ことを条件にするところも少なくありません。実質的に、高齢者がペットを飼うハードルは高くなっている現状があります。

とはいえ、本来はペットに先に死なれてペットロスになるよりも、ペットが長生きしたほうがいいのです。

最近では、高齢者向けペット支援事業を行うＮＰＯなども増えてきていますので、飼いたいと思う高齢者の方は、相談してみるといいと思います。

高齢者ほどパソコンやスマホをどんどん使うべき

最近は、パソコンやスマートフォン（スマホ）を活用する高齢者も増えました。高齢者にとってスマホのいいところは、手元ですぐ調べることができて行動範囲が広がり、音声通話だけではなく、ビデオ通話やチャットもできてコミュニケーションが豊かになること、さらにはゲームなどで暇つぶしにもなることです。スマホを持つことで元気になる高齢者も少なくありません。

しかも、現在のテレビは高齢者よりも若者向けの番組が多く、高齢者が見たいと思う番組が少ないようですので、スマホに孫が「ネットフリックス」などを入れてあげると、それればかり見るようになる方も多いと聞きます。

ただ、問題は70歳くらいから始めた方は、なかなかうまくいかないことも多くて、たとえばパソコンやスマホがフリーズしたときに、どうしていいのかわからずに対応できないという〝デジタル難民〟の高齢者も少なくありません。近くにデジタル機器にくわしい孫などがいればいいのでしょうが、そうでないと、結構、トラブルから抜け出すことは難しいでしょう。

いまは5000円くらい支払えば、すぐに来てくれる業者がいますから、そういうサービスをうまく活用するのも手です。

いずれにせよ、新しいことにチャレンジするのは前頭葉の老化を防ぎますからいいことですし、人とのコミュニケーションが増えることも脳を刺激します。加えて、ブログやツイッターなどで自分の意見をアウトプットすることもできますので、どんどん活用していただきたいと思います。

若宮正子さんという女性は、80歳でプログラミングを学びはじめ、81歳のときにiPh

ｏｎｅのゲームアプリを開発したことで、世界最高齢のアプリ開発者としてアップルから開発者向けイベントに招待され、さらには国際連合の総会にも招かれて講演を行い、世界的に有名になりました。

２０２３年7月現在、88歳の若宮さんは政府の有識者会議や講演会に引っ張りだこで、書籍も何冊も出版しています。80歳を超えてなお新たなことに果敢にチャレンジし、アプリ開発というかたちでアウトプットしたことが、世界を驚かせる成果につながったのです。

その行動力、好奇心、クリエイティビティ、どれをとっても高齢者のお手本のような方だと思います。

第4章 本当に気をつけるべきは「老人性うつ」

70代前半までの「ボケ」症状はうつ病の可能性も

これまでの章では、高齢者の脳の老化による気力や意欲の減退、そしてメンタルに負荷を与える60代以降の環境の変化について述べてきました。

この内外の変化が高齢者に及ぼす影響は大きく、人によってはうつ病になってしまうことがあります。前頭葉の萎縮や男性ホルモンの減少などで無気力になっていることに加え、定年や親の死などによる喪失感が追い打ちをかけることで、自己肯定感も低くなり、うつ病になるのです。

第1章でも述べましたが、前期高齢者（65〜74歳）において、気力や記憶力の低下という「ボケ」の症状がある人の7〜8割がうつ病である可能性があります。実際、高齢者のうつ病患者は140万〜150万人はいると推測されています。

このように、意外に多い高齢者のうつ病ですが、医者に診てもらうことなく見過ごされているケースがよくあります。

というのも、高齢者が「やる気が起きない」「食欲がない」「夜によく目が覚める」「早朝に起きてしまう」といった、精神科医からすると典型的なうつ病の症状を訴えたとしても、周りも本人も、単なる〝年齢のせい〟で片づけてしまうことが多いからです。

場合によっては、かかりつけの医者でも、歳のせいだから仕方ないと、専門医に診てもらうことを勧めないこともあります。

また、高齢者のうつ病は、「死にたい」といったうつ気分があまり目立たないことも、見過ごされがちになる一因でもあります。「早くお迎えがくればいいのに」などと口にする高齢者のうつ病の患者さんもいますが、そうしたうつ気分よりも、腰の痛みや体のだるさ、食欲減退、便秘がちになるといった、身体症状が目立つことが多く、そのために周囲からうつ病だと気づかれにくいのです。

そして、そのうちに物忘れの症状が出てきたり、着替えをしなくなったりするといったことが続くことで、認知症と診断されてしまうこともあります。

しかし、これらはうつ病によっても引き起こされる症状なのです。実際、そういった患者さんに、うつ病の軽い薬を飲んでもらうだけで、食欲も戻り、夜はぐっすり眠れ、物忘れも減って、着替えもしっかりするようになることが多いのです。

うつ病を放置すると認知症になるリスクが高まる

高齢者のうつ病は、薬で比較的簡単に治療できる場合が多いため、早期発見・早期治療が重要です。また、自分自身や周囲の人々が気づくことが難しいため、医者や専門家に相談することが大切です。

すでに述べたように、80歳を超えると認知症の割合はしだいに増え、85歳には軽症を含めて4割程度の人が認知症と診断されるようになりますが、前期高齢者の認知症の比率は人口の3～4％程度しかありません。

認知症の初期症状といえば記憶力の低下ですが、これは記憶を司る脳の海馬が衰えるからだといわれています。海馬は、40代後半くらいから少しずつ萎縮が始まるとされています。とはいえ、海馬の老化が顕著になるのは70代後半または80代以降で、だから前期高齢者までは認知症の症状はほとんどないのです。逆に、80代後半になると程度の差はあれ、誰もが認知症の症状が出始めます。

そのため、70代前半までで気力低下や食欲減退、物忘れなどが増えてきたなら、まずは男性ホルモンの低下か、うつ病を疑ってみるべきなのです。

高齢者のうつを放置すると、70代後半ですっかり老け込み、無気力な老人になってしまいます。うつ病が続けば、将来的に認知症になる可能性が高まることも報告されています。また、自殺リスクも高まります。

したがって、60代〜70代の高齢者は認知症よりも、まず「ボケ」や「うつ病」の予防に努めることが重要です。

その「物忘れ」はうつ病かも

多くの高齢者を診てきた私の感覚では、高齢者全体で記憶が目に見えて落ちているという方の2割くらいが、前頭葉の老化や男性ホルモン不足、うつ病が原因です。認知症は60代ならば1％未満とされています。

物忘れなどの記憶障害には、想起障害と記銘力障害があります。

想起障害は、久しぶりに会った人の名前や、「あれだよ、あれ」と物事の名称が出てこないといった、すでに脳に書き込まれているものが出てこない、という記憶障害です。いわば「出力障害」です

一般的に、私たちが「物忘れがひどい」として記憶障害と思っているものの多くは、想起障害＝出力障害なのです。

想起障害には、前頭葉の老化現象が関係しています。長期記憶は大脳皮質の側頭葉に書き込まれていますが、これを引き出す役割を担っているのが前頭葉です。

しかし、これまで述べてきたように、40歳くらいから前頭葉の萎縮が始まることで、働きが悪くなり、目的の記憶が見つけにくくなるのです。

一方、記銘力障害というのは、新しく覚えたことが脳に書き込まれないというもので、たとえば、昨日の夕食に何を食べたか思い出せないなど、最近起こったことを覚えられないという記憶障害であり、いわば「入力障害」です。こちらはセロトニンや男性ホルモンが大きく関係しています。

男性ホルモンには意欲や興味を高める働きがあり、さらには記憶を司る神経伝達物質のアセチルコリンの働きも男性ホルモンが助けています。加齢により男性ホルモンが減少することが、記銘力障害の大きな要因となっているのです。

また、うつ病でも、とくに高齢者では記銘力障害が起こることが知られています。

おそらくは、うつ状態では、気もそぞろのような状態になるので、聞いたことや言われたことをうまく入力できないためと考えられていますが、それが高齢者の場合、顕著になるのです。

ちなみに、認知症の場合、初期には新しい記憶をインプットできない「入力障害」という状態であり、10分前に食べたものが覚えられなくなったりします。末期になると、人の顔も認知できなくなったりします。

たとえば、以前出会った人の名前が思い出せないとき、想起障害の人は、誰かに教えてもらったり名簿を調べたりすれば、「ああ、○○さんだ」と思い出すことができるのに対して、認知症が重くなると、その名前自体に見覚えがないのです。もちろん、認知症にもさまざまな症状の方がいるので一概にはいえませんが、記憶については単純化していえば、そのような状態です。

いずれにせよ、75歳くらいまでの人が記憶障害になったら、まず疑うべきなのは前頭葉の萎縮と男性ホルモンの低下であり、次がうつ病、そして最後が認知症です。

年齢別に解説すれば、

- 50代の記憶障害の原因は、1位が前頭葉の萎縮と男性ホルモンの低下、2位がうつ病
- 60代の記憶障害の原因は、1位がうつ病、2位が前頭葉の萎縮と男性ホルモンの低下
- 75歳以降の記憶障害の原因は、1位が認知症、2位がうつ病

となるでしょう（ただし、50代、60代の順位は逆の可能性もあります）。

統計的には、記憶障害の原因として認知症がうつ病を抜くのが75歳くらいですので、それまでは記憶障害の大部分が、前頭葉の萎縮と男性ホルモン不足か、うつ病が原因なのです。

前頭葉の萎縮や男性ホルモンの低下は、第2章で解説した方法で改善できますし、うつ

病も薬などで適切な治療を行うことによって治すことができます。

認知症は症状がゆっくりだが、うつ病は急にやってくる

高齢になると、元気がなくなってぼーっとしたり、喜怒哀楽の感情が乏しくなったり、前述したような記憶障害も多くなったりします。

これらの症状は、前頭葉の萎縮や男性ホルモンの低下でも起こりますし、認知症やうつ病でも起こります。実際に、認知症とうつ病は、見分けがつきにくいところがあります。

では、どのように見分けたらいいでしょうか。

たとえば、70代の親が物忘れが多くなって、毎日同じ服を着たままで着替えもせず、外出もしなくなったとします。これは、認知症の症状でもあり、うつ病の症状でもあります。

このようなときに、認知症なのかうつ病なのかを見極めるには、その症状が始まった時期を確認することが大切です。

認知症であれば、病状はゆっくり進みます。物忘れなどの症状がいつから出たのか、そ

ばにいる家族でもはっきりと答えられないことが多く、気づいてみたら症状が進んでいた、ということが多いのです。そのため、いつから症状が始まったかを家族に尋ねてみても、「そうですねえ、明確にはわかりませんが、1年前くらいかもしれません」というような、あいまいな返事になります。

一方、うつ病の場合は症状が急速に進むため、突然、物忘れがひどくなったり、着替えをしなくなったり、急に食欲がなくなったりするので、変化が目につきやすいという特徴があります。いつから症状が出たかという質問にも、「2カ月前から、食事をとらなくてふさぎがちになりました」というように、比較的はっきり答えられることが多いのです。

また、正月に実家に帰ったときには普通だった親が、夏休みに帰省したときには家の中が片づけられていなくてぐちゃぐちゃで、物忘れも激しくなっているということがあった場合も、認知症というよりはうつ病の可能性が高いと思われます。

そのほか、うつ病では睡眠と食欲の質の低下が挙げられます。私はうつ病かどうかを判断する一つの指標として、来院された人に対して、最初に次の二つの質問を投げかけています。

「ちゃんと眠れていますか？」と「食欲はありますか？」。

このときに、「眠れているけど、夜中に何回も目を覚ます」「朝も早く目が覚めてしまう」というなら、うつ病の可能性が高いと考えます。うつ病による不眠は、寝つきが悪い「就眠障害」より、眠りが浅い「熟眠障害」のほうが多いからです。

また、食欲に関しても、「何を食べてもおいしくない」とか「食が細くなった」というなら、うつ病の可能性が高いと考えます。

ただし、70代以降ともなると、年齢的に何度も目が覚めても不自然ではありませんし、食欲もしだいに細くなっていくものです。ここに、老人性うつが見過ごされがちである原因があります。そのほかのさまざまな症状から、総合的に判断する必要があるのです。

次項では、睡眠、食欲も含めて、老人性うつの特徴をまとめましたので参考にしてみてください。

老人性うつの特徴

①睡眠――老人性うつでは、不眠症にありがちな就眠障害（寝つきが悪い）はあまり目立ちません。寝つきが悪い人もいますが、むしろ「熟眠障害」と「早朝覚醒」が特徴です。夜中に3回も4回も目が覚める、朝早く起きてしまうような症状があると、セロトニンの量が減少しており、うつ病の初期症状ではないかと考えられます。

逆に、心配事が多くて寝つきは悪いけれども、いったん寝ると朝までぐっすりと眠ってしまうという人は、セロトニンが十分に足りていて、うつ病の可能性は低いと考えていいでしょう。

②食欲――うつ病になると、いままでおいしいといって食べていたものがおいしく感じられなくなってきて、食欲が落ちてきます。これもうつ病の典型的な症状で、前はたくさん食べていたのに急に食べられなくなったという場合には、うつ病の疑いがあります。

③精神運動制止――脳がうまく働かず、考えがまとまらず、やる気も出ずに仕事の能力も低下する状態になります。本人は頭が悪くなったように感じます。

④だるさや熱っぽさ――気力が出ないと同時に、平熱なのに熱があるように感じてだるさを感じます。

⑤気分の上下――落ち込むときと調子のいいときが交互に表れます。一般的に、午前中に調子が悪いことが多いとされますが、高齢者の場合、夕方以降に調子が悪い人も珍しくありません。

⑥精神運動興奮――多弁になったり、イライラしてじっとしていられなくなったりします。不安や焦燥感が強く、「いてもたってもいられない」という興奮状態になります。

⑦体の不調――うつ病の患者さんが、動悸、息切れ、腰の痛み、胃の違和感など、体の症状を訴えることは少なくありません。もともとうつ病が原因なので、検査などで異常が出ず、うつ病の薬でよくなることがあります。

⑧非現実的な妄想――被害妄想やうつ病の三大妄想である「心気妄想」「罪業妄想」「貧困妄想」が出ます。ちなみにこの三大妄想とは、次のようなものです。

・心気妄想：自分が病気でもないのに病気だと思い込むことです。「自分はがんだ」「もうすぐ死ぬ」「体から変なにおいがする」などと信じて疑わなくなります。

・罪業妄想：すべて自分が悪いと責めてしまうもので、「取り返しのつかないことをした」「職場や家族に迷惑をかけている」などと考え、いくら「そんなことないよ」となだめても思い込みが修正不可能だったりします。重症化すると、「自分は罰せられなければならない」と考えてしまいます。

・貧困妄想：「将来どんどん貧乏になる」「お金を使うのが怖い」といった、お金の不安が頭から離れなくなります。

⑨「夕暮れ症候群」――一般的には午前中に調子が悪くなるうつ病ですが、高齢者の場合は夕方から夜にかけて落ち着かなくなったり、言動がおかしくなったりすることもあります。ただし、これは認知症にもよく見られる症状です。

これらの症状のうち複数が見られる場合は、うつ病を疑い、医者の診察を受けることをお勧めします。
うつ病になって悲観的になると、その考えを変えられなくなるため、さらに落ち込むといった悪循環が起きやすくなります。また、うつ病で不眠になっていっそう症状が悪くなるような、負のスパイラルに陥りやすくなるのです。そのため、早く医者にかかって治療することが大切です。

次ページに、自分がうつ病かどうかをチェックするための簡易診断表を掲載しましたので、活用してみてください。

表③　うつ病の簡易自己チェック法

□にチェックを入れてください
□憂うつな気分が続く
□何をやっても楽しくない
□疲れやすい
□気力がない
□熟睡できない
□イライラが続く
□必要以上に自分を責める
□自分は「価値のない人間」だと思う

８つのうち２つ以上当てはまった人で、その状態が２週間以上続いているのであれば、うつ病、またはうつ病に近い状態になっている可能性がある。

出典：『うつ病は軽症のうちに治す！』和田秀樹著／PHP 研究所

セロトニン不足が老人性うつを引き起こす

じつは、うつ病がなぜ起こるかについては、正確にはまだ解明されていません。しかし、有力な説として、「セロトニンの減少によってうつの症状が起こる」という仮説があります。

加齢にともない神経伝達物質のセロトニンが減少することはすでに述べましたが、このことが老人性うつの大きな要因となると考えられているのです。

40代くらいから、寝つきが悪くなったり、夜中に目が覚めてしまったりすることが増えてくる人が多いのですが、これもセロトニンが減ってきていることの兆候です。

うつ症状が起こる原因の一つとして、神経細胞間や筋線維間に形成される「シナプス」という接合部での神経伝達物質の受け渡しがうまくいかなくなることがわかっています。

シナプスには隙間があり、その隙間にセロトニンが入り込むことで神経の伝達が行われるのですが、シナプスの隙間でセロトニンを受け損なうと、セロトニンは放出元に吸収されてしまいます。

このような場合や、あるいはもともとセロトニンの放出量が少ないために神経の伝達がうまくいかなくなると、気分が落ち込んで「うつ」になるのです。

うつ病の薬にはいろいろなものがありますが、基本的には脳内のセロトニンを増やす働きをします。

もっとも、若年者の場合は、セロトニンの分泌量減少によってというより、心理的要因でうつ病になるケースが多いのが特徴です。厚生労働省は「24歳以下のうつ病の人にはなるべく薬を使わないように」としており、日本うつ病学会も「25歳までの患者さんはカウンセリングで治すように」としています。

それに対して、高齢者の場合も心理的要因は当然無視してはいけないのですが、セロトニンの分泌量が少なくなっているがゆえに、うつ病になっていることがほとんどです。実際、各種の統計をとってみると、40歳を超えると、薬のメリットがうつ病の薬の副作用を上回ると考えられています。

つまり、老人性うつの場合、セロトニンを薬で補うことでかなりの改善が見られることが多いのです。

また、セロトニン不足はうつ病だけでなく、不安障害や慢性疼痛などにも関係しています。実際、セロトニン量を増やすうつ病の薬で慢性腰痛などが改善することもあります。

そのため、セロトニン不足を引き起こす生活習慣やストレスを避けることは、健康的な生活を送るうえで非常に重要です。

日々の生活においてセロトニン不足を防ぐには、第２章で述べたように、肉を食べる、日光に当たる、軽い運動や散歩をするといった方法が有効です。

老人性うつには薬物治療が効果的

前述したように、厚生労働省も日本うつ病学会も、若者のうつ病の患者さんにはなるべく薬は使わず、カウンセリングで治すようにと指導しています。心理的な理由でうつ病になることが多いからです。

一方、高齢者については、セロトニン不足によってうつが促進されることが多いため、適切な薬物治療で劇的によくなりやすいというのが私の実感です。

もちろん、私は精神分析が専門ですから、老人性うつに対するカウンセリング的な治療もやらないわけでありません。しかし正直なところ、老人性うつに関していえば、薬を使った生物学的治療が中心になるのが現実的だし、現にこうした治療の方針で、多くの患者さんの症状が改善するのです。

現役世代で会社勤めをしている人の場合は、職場の人間関係や仕事上のトラブル、また家族との板ばさみ、子供の教育問題などの複雑な要因が絡み合った、薬だけでは治りにくいうつ病も少なくありません。

老人性うつの場合、「つい最近、夫に先立たれて一人暮らしになり寂しくて」「親の介護でがんばっていたけど、親が亡くなってなんだか心に穴があいた」といった、第3章で述べた高齢者に起こるイベントを理由とするような、比較的原因のはっきりした状況に思われるものも少なくありません。

それで「もう生きていても仕方がない」などと言い出すことで、周りも非常に心配して、病院に連れてこられるケースも多いのです。

こうしたケースは、心因的な原因がはっきりしているため、カウンセリングのほうがいいのではないかと思われるかもしれませんが、私が「うつ病だな」と診断して抗うつ剤を出してみると、意外と元気になって普通に一人暮らしに耐えられるようになるのです。

たとえば夜中、何度も目が覚めるという老人型の不眠には、少量の「ＳＳＲＩ」(Selective Serotonin Reuptake Inhibitor ＝選択的セロトニン再取り込み阻害薬）という、シナプスの中でセロトニン濃度を高める働きをする薬を出すだけでも、ずいぶんよくなることが多いのです。

高齢者の場合、医者や周りの人間がうつ病だと見抜いて、ごく少量のうつ病の薬を飲んでもらうだけで、症状が改善することが多い――薬に対する偏見をなくすことも含めて、多くの高齢者に接して実際に治療している医者として、まずこのことを知っていただきたいと思います。

現在では副作用の少ないさまざまな薬が出ている

前述のＳＳＲＩは、旧来の抗うつ剤に比べて副作用が少ないとされ、とくに軽症の段階では第一選択で広く使われています。

この薬の登場は、高齢者のうつ病治療にとって画期的でした。アメリカでは１９８８年から使われていましたが、日本で認可が下りたのは１９９９年のことです。それまで使われていた「三環系」「四環系」と呼ばれる抗うつ剤に比べて副作用が緩やかで、高齢者にも影響が少ないのです。

従来の抗うつ剤は、たしかによく効くのですが、とくに高齢者には口やのどの渇き、尿閉（尿が出なくなる）、便秘、眼圧の上昇で緑内障がひどくなるといった副作用が出やすかったのです。

三環系は飲みすぎると致死的にもなる危険な薬だったので、いくぶんマイルドにした四環系が登場したのですが、四環系は抗うつ効果が十分ではなく、眠気が出るという副作用もありました。

私が「三環系」「四環系」の抗うつ剤は期待したほど高齢者には使えないと思っていたところに、ＳＳＲＩが登場したのです。ＳＳＲＩには、こうした副作用がほとんどありません。

ただし私の経験では、日本人は胃腸が弱いためか、アメリカ人では少ない吐き気がかなりの頻度で起こりやすいようでした。あまり吐き気が強いようなら薬を止めますが、それさえなければ、比較的害が少ないと思います。

もっとも、若年層では自殺のリスクが高まったり、攻撃性が強くなったりといった副作用があるとも報告されています。そのため投与には注意が必要ですし、前述したように、厚生労働省は「24歳以下のうつ病の人にはなるべく薬を使わないように」と勧告しています。

ただ、高齢者については、私もかなりこの薬を長く使ってきましたが、投与量がずっと少ないこともあって、そのような副作用は経験したことがありません。

その後、抗うつ薬「ＳＮＲＩ」（Serotonin & Noradrenaline Reuptake Inhibitor ＝セロ

トニン・ノルアドレナリン再取り込み阻害薬）が開発されました。

ＳＳＲＩがシナプス内でセロトニンの濃度だけ高める働きをするのに対して、ＳＮＲＩはセロトニンとノルアドレナリンの両方の濃度を高めるように作用するもので、ＳＳＲＩの効果に加えて人間の意欲を向上させる効果があるとされています。

さらには、「ＮａＳＳＡ」（Noradrenergic and Specific Serotonergic Antidepressant＝ノルアドレナリン作動性・特異的セロトニン作動性抗うつ薬）という、まったく新しい仕組みで作用する薬も最近使われるようになりました。

ＳＳＲＩやＳＮＲＩは、レセプターが受け損なったセロトニンやノルアドレナリンが放出側に再取り込みされてしまうのを邪魔することによって濃度を高めるものですが、ＮａＳＳＡはセロトニンやノルアドレナリンの放出そのものを促進します。

そのため、薬の効果が表れるまでの時間が短く、吐き気や下痢などの副作用が出にくいとされます。わりと眠気が強くなる薬ですが、夜寝る前に飲めば不眠も改善されますし、緩やかな効果から高齢者にも使いやすい薬だと思います。

いまではこうしたさまざまな抗うつ薬が登場しているので、以前に比べて選択肢は格段に広がっており、とくにＳＳＲＩ以降の新しい薬は、うまく使うと高齢者のうつ病をかなり改善することができます。うつ病は、薬物治療で治る確率が高まったぶん、「心の病気」から「体の病気」にも近づいたともいえるのではないでしょうか。

私も症状によっていろいろな薬を使い分けています。ＳＳＲＩやＳＮＲＩはあまり効かないけれども、三環系抗うつ薬がよく効くという人もいます。

なお、薬を飲むと２週間程度でよくなっていくのですが、うつ病は波のある病気で、徐々に回復方向に向かいながらも、その後の４～６カ月の頃は、よくなったり悪くなったりします。また、再発しやすいのもうつ病の特徴です。そのため、本人がよくなったと自己診断して、勝手に薬の服用を中止すると、再びセロトニン不足が起こり、うつ病がぶりかえして元の木阿弥になる可能性があるので注意が必要です。

精神安定剤は服用しないほうがいい

なお、高齢者の「体がだるい」「頭が痛い」といった不定愁訴や「夜眠れない」といった訴えに対して、精神安定剤（いわゆる安定剤）を出す医者が多い（最近は減ってきましたが）のですが、私はお勧めしません。

安定剤は依存症になりやすいですし、頭がぼんやりすることがあるからです。若い人なら安定剤の副作用はせいぜい眠気くらいなのですが、安定剤には筋弛緩作用があるため、高齢者では転倒の原因になりやすいのです。

また、高齢者は血中濃度の薬の半減期が延びるため、効き目が長時間持続し、1日中ぼんやりしていることも少なくありません。加えて、記憶障害の副作用が出ることも珍しくありません。

前述したように、高齢者の不眠は、なかなか寝つけない就眠障害が少なく、夜中にすぐに目が覚めてしまう熟眠障害が多いので、抗うつ剤で眠くなってもらったほうがいい場合も多いのです。

しかし前述したように、抗うつ剤についての専門知識がないために、睡眠導入剤と称して精神安定剤を出す医者がまだ多いのが現状です。

かかりつけ医や内科医から、そのような薬が処方される場合は、やはり精神科医や心療内科医のような専門家に処方してもらったほうが賢明でしょう。

かかりつけ医の場合は、精神科からこのような薬をもらってよく眠れるようになったと伝えれば、通常は、その薬を継続してくれるはずです。

認知療法などの非薬物治療

これまで、薬によって高齢者のうつ病を改善する方法を述べてきました。高齢者の場合には、脳内物質の不足によりうつ症状が出ている可能性が高く、薬物治療が効果的なことが多いからです。

とはいえ、カウンセリングが不要だというわけではありません。そして、いまカウンセリングのなかで主流となっている手法が、「認知療法」「認知行動療法」というものです。

これまではうつ病になった原因を突き止めて、そこから解決していくことを目指すカウンセリング手法が主流でした。たとえば、「子供の頃に親にひどく叱られたことがトラウマになっている」といったことを探り出して、患者さんがそうしたトラウマと向き合えるようにするのです。ただ、このやり方だと、時間がかかるわりに治りにくいというデメリットがありました。

一方、認知療法や認知行動療法は、「現時点でのものの見方や行動」を変えていくというものです。

うつ病の患者さんは、「歩けなくなって、もう人生は終わりだ」「何をやってもよくならない」「自分は家族に迷惑ばかりかけている」「こんな自分は誰からも嫌がられている」などと、非常に悲観的に、しかも一方的にしか物事を見られなくなります。

これに対して、「ほかの可能性がある」「それでもなんとかなる」と、別の見方や行動を促すのが認知療法や認知行動療法なのです。要するに、「こうあらねばならない」「そうなるに決まっている」といった決めつけや、「成功か失敗か」「敵か味方か」「善か悪か」「白か黒か」といった2分割思考に陥っているうつ病の患者さんに対して、もっとグレーゾーンがあることを認められるように働きかけるのです。

たとえば、「歩けなくなって外にも出られなくなった。もう人生終わりだ」などと考える患者さんに対しては、「でも、最近は軽くて扱いやすい車椅子が安く借りられますよ」

「タクシーだってスマートフォンで簡単に迎えにきてもらえますよ」などと、別の選択肢がいろいろあることを伝えて、「介護用具を借りれば、意外と簡単に外出もできるかもしれない」と思えるように導いていくのです。

休ませすぎないことも重要

うつ病になってしまった場合、一般的に休養することが大事だとされますが、高齢者の場合は、必ずしもそうとはかぎりません。

高齢者が何もしないでいると、心身の衰えが進み、認知症になるリスクが高まるからです。ですので、精神状態がある程度よくなった頃合いで外に連れ出すなどして、「休ませすぎない」ようにすることが必要になります。

加えて、なるべく孤独感を味わわせないようにすることも重要です。一人暮らしの高齢者なら、家族が順番に顔を出したり、ヘルパーさんやデイサービスなどを上手に利用するなどして、話し相手がいる状態をつくり、一人で落ち込む時間をなるべく少なくしてあげたほうがいいでしょう。

うつ病を予防する三つの方法

私は、高齢者のうつ病を予防するために、次の三つのことをお勧めしたいと思います。

①食生活を変える
②日光に当たる
③人や社会との接触を増やす

①「食生活を変える」

すでに述べたように、神経伝達物質セロトニンの不足を解消するために、セロトニンの原料となる必須アミノ酸の一種、トリプトファンを多く含む肉類を積極的に食べることです。

肉にはコレステロールも含まれていますが、コレステロールにはセロトニンをうまく機能させ、うつ病を改善する働きがあるのです。

トリプトファンを多く含む食材としてはほかにも、魚、納豆や味噌などの大豆製品、チーズや牛乳などの乳製品などがありますので、毎日、うまく組み合わせて摂取するのがいいでしょう。

トリプトファンはセロトニンだけでなく、睡眠に関係しているホルモン、メラトニンの原料でもあります。トリプトファンをたくさん摂ることは、良質な睡眠にもつながるのです。

加えてトリプトファンは、炭水化物と一緒に摂ると吸収率がアップするといわれます。つまり、肉、魚、大豆製品などのタンパク質とともに、ご飯やパンなどの炭水化物を食べたほうがいいのです。

さらに、トリプトファンからセロトニンやメラトニンを生成して脳神経を正常に働かせるには、ビタミン類やミネラル類が必要です。要するに、なるべく多くの種類、多品目の食材を食べて、栄養のバランスを偏らせないことが重要なのです。

歳をとると、とかく炭水化物中心の食生活になりがちですが、脳を活性化させるには、タンパク質、脂質のほか、ビタミン、ミネラルなどの微量栄養素も摂って、バランスのいい食事をすることを心がけましょう。

また、食事時間を決めて規則正しく食べることも、睡眠障害を防ぐとともに、うつ病の発症を抑える効果があります。

②日光に当たる

これも前述しましたが、日の光を浴びると、セロトニンの分泌が促進されます。加えて、睡眠と関係の深いメラトニンの分泌が促進されるため、眠りの質がよくなります。

うつ病には「光療法」（高照度光療法）という強い光を浴びる治療法があるほどで、それほど日光を浴びることは重要なのです。

また、日光を浴びることで、体の中でビタミンDがつくられ、骨粗鬆症の予防などさまざまな効果があります。

ぜひ、散歩や屋外での体操を日課にしていただきたいと思います。それが無理なら、毎朝、カーテンをあけて部屋で日光を浴びるだけでもかなり違います。

③人や社会との接触を増やす

うつ病予防にもっとも効果が高いのは、人との会話です。親兄弟や子供、友人など、気軽に会話できる相手となるべく頻繁に、長く話をすることで、孤独感を高めず、うつ病予防につながります。

できれば直接の対面が望ましいですが、難しいようならビデオ通話や、音声通話でもいいと思います。ただし、文字だけのチャットではなく、きちんと相手と肉声を交わすことが重要です。

また、社会と接点をもつことも重要です。社会の一員という自覚が、孤独感を解消してうつ病の予防にもなるからです。

そのため、定年退職後に新しい仕事を始めたり、趣味の場や習い事に通ったりして、社会や人とのかかわりをもちつづけるように心がけましょう。

女性は頼るうつ、男性は自殺のうつが多い

女性は高齢になると男性ホルモンが出るため、社交的になったり快活になったりすると前述しました。たしかにそうなのですが、だからといって高齢の女性はうつ病になりにくいかといえば、それはまた別の話です。元気な人はうつ病にならないと考える人が多いのですが、そうとはかぎりません。

そこがうつ病の怖いところなのですが、昨日まで元気だった人が、ペットが亡くなったといったことをきっかけとして、うつ病になってしまうケースも少なくありません。

ちなみに一般論としては、女性のほうが男性より3倍くらいうつ病になりやすいとされています。しかし、うつ病による自殺は、男性のほうが女性より3倍くらい多いのです。

私が高齢者専門の総合病院に勤めていたときに経験したことですが、女性のうつ病の場合、ナースコールを1日に何十回も押すといったように、人に頼るようになることが多かったのに対して、男性のうつ病の場合には、人を拒絶して内にこもるケースが多かったと

思います。

男性の場合、「こんなのは自分じゃない」「こんな恥ずかしい状態では生きていけない」といったように、「あるべき自分」との差に苦しみ、それで自殺に走ってしまうことが多いのではないでしょうか。

また、男性のうつ病の場合は、眠れなくなったときにお酒に走るケースもままあるため、これも自殺につながっていると思われます。

アルコールはうつ症状を悪化させる

定年後、アルコール依存症に陥るケースは意外と少なくありません。時間をもてあますようになり、しかも一人で家飲みが多いですから、とめどなく飲んでしまうこともしばしば。自由な時間を埋めるように昼から飲みはじめて、つい夜まで……。そんな日々を繰り返すうちに、いつの間にかアルコール依存症になってしまうというわけです。

前述したように、とくに男性高齢者は前頭葉の萎縮や男性ホルモンの減少で活力が低下しますから、引きこもりがちになり、ついアルコールに手が伸びるケースも少なくありません。

女性の場合は、高齢者というよりも中高年の女性や主婦に多いのですが、憂さ晴らしにお酒を飲んだら、いつのまにかキッチンドリンカーになってしまった、といった人もいます。

お酒とのつきあい方で大事なのは、一人で飲まないことです。一人酒は、話し相手がいないのでストレス発散という意味で効果が薄いですし、深酒を繰り返すことで、アルコール依存症になりやすいからです。妻帯者であれば、パートナーは飲まなくてもいいから、話し相手としてつきあってもらうようにしたほうがいいでしょう。

アルコールは基本的に脳にダメージを与える物質です。仲間とワイワイ飲めばストレス発散にもつながりますが、大量に飲むとうつ症状を悪化させる可能性があります。というのも、アルコールはセロトニンを枯渇させる働きをするからです。

よくあるのが、うつ病の患者さんが抑うつ的な気分や不眠をまぎらわせるため、アルコールに頼るケースです。しかし、アルコールによってセロトニンが枯渇することで、酒量が増えるほどにうつ症状が悪化します。そのような悪循環に陥ることで、自殺企図に至る確率が高まってしまうのです。

そのため、うつ病と診断されたときや、うつ傾向にあると自覚した際には、お酒を飲まないことが重要です。

これまでうつ病の治療法や予防について述べてきましたが、前頭葉の老化や男性ホルモンの低下は、うつ病や認知症を悪化させますので、全世代にわたり、これを防ぐ努力をすることをお勧めします。あらためて第2章を参考にしてください。

加えて、本章で述べたうつ病治療やうつ病予防は認知症の進行を遅らせるために有効ですので、こちらも全世代の方にお勧めです。

第5章　認知症との上手なつきあい方

80代後半から急増する認知症

本章では認知症について解説していきます。

多くの高齢者やその家族が認知症を恐れますが、すでに述べたように、60代〜70代での認知症発症率は多くありません。65〜69歳では3％程度、70〜74歳は4％程度くらいでしかないのです（男女総合、次ページグラフ参照）。

年齢を重ねるごとにこの割合は大きくなっていきますが、顕著に増えるのは80代です。80〜84歳の認知症発症率は21・8％ですが、85〜89歳には41・4％とほぼ倍増し、90〜94歳ともなると61％、95歳以上では約80％にも達します。つまり、80代後半になると、程度の差こそあれ、10人に4人が認知症だと診断されるわけです。

ですから、認知症を本当に心配すべきなのは、80歳を過ぎてからなのです。

もっとも、認知症も初期の軽度であれば、社会生活を送るうえでほとんど問題がありません。認知症は新しいことが覚えられないという入力障害がメインですから、覚えていな

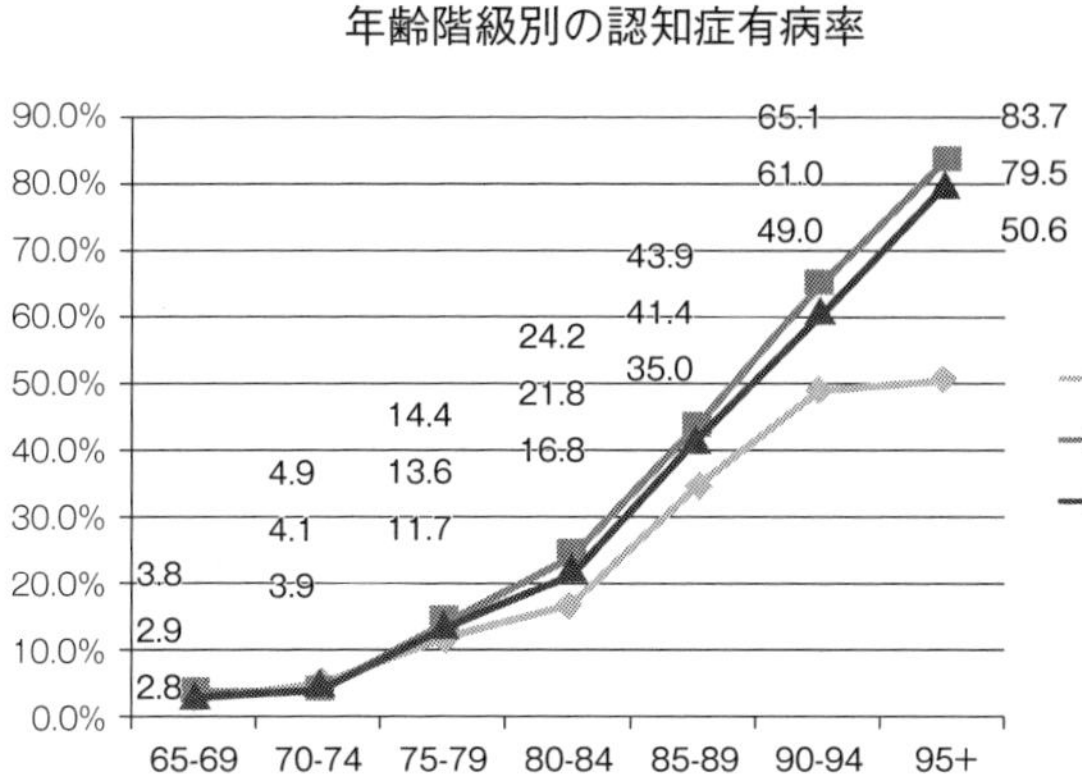

出所）首相官邸HP『認知症施策推進のための有識者会議』第2回会議（平成31年3月29日開催）資料
厚生労働省科学研究費補助金　認知症対策総合研究事業「都市部における認知症有病率と認知症の生活機能障害への対応」（平成21～24）総合研究報告書より、認知症・虐待防止対策推進室が数字を加筆

いということが多くなります。それによるトラブルが増えてくることもありますが、すべてを覚えられないわけではなく、また、メモをとるなどの手段を使えば、カバーできるのです。

認知症の中期くらいまでは、記憶力や知的能力はある程度落ちるものの、もともと備わっていた能力や、長年にわたって磨き上げてきた能力は、頭を使いつづけていれば、ほとんど衰えることがありません。

そして、頭を使いつづけるためにもっとも大事なことは、人と会ってコミュニケーションをとることです。相手の気持を理解したり、自分の思いを伝えようとしたりすることは、前頭葉を刺激して、脳の老化防止につながります。

逆に、「自分の老いた姿を見せたくない」といったネガティブな思いにとらわれて家に引きこもったりすると、むしろ認知症を加速させてしまいます。

また、非常に精神的につらいうつ病とは異なり、認知症は進行すると自分がボケているという感覚もなくなって、多幸感を得やすい傾向にあります。

認知症の9割は問題行動を起こさずおとなしくなる

認知症には、アルツハイマー型認知症、血管性認知症、レビー小体型認知症、前頭側頭型認知症の四つのタイプがあります。

もっとも多いのが、アルツハイマー型認知症です。厚生労働省によると、認知症のうち約68％がアルツハイマー型認知症に分類されます。記憶障害がおもな特徴で、最初は短期の記憶が失われ、しだいに長期の記憶も失われていきます。

認知症の種類(主なもの)

認知症にはその原因などにより、いくつか種類があります。

■レビー小体型認知症
◆脳内にたまったレビー小体という特殊なたんぱく質により脳の神経細胞が破壊されおこる病気です。
【症状】

現実にはないものが見える幻視や、手足が震えたり筋肉が固くなるといった症状が現れます。歩幅が小刻みになり、転びやすくなります。

□前頭側頭葉型認知症
◆脳の前頭葉や側頭葉で、神経細胞が減少して脳が萎縮する病気です。
【症状】

感清の抑制がきかなくなったり、社会のルールを守れなくなるといったことが起こります。

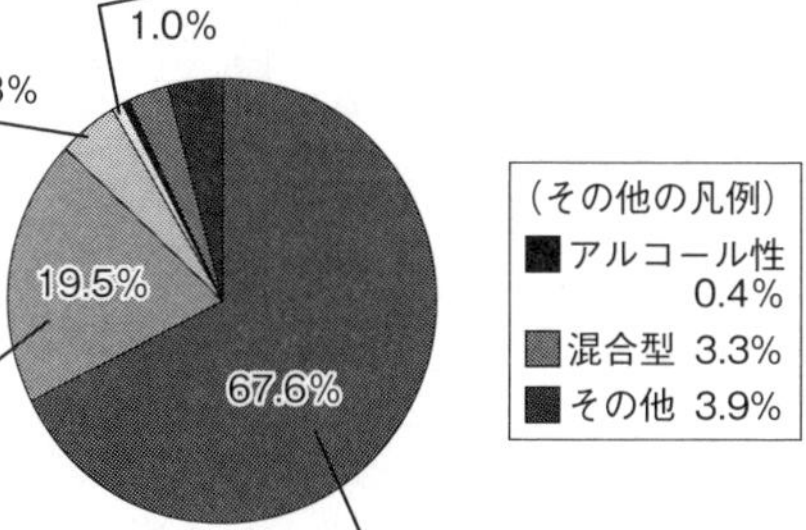

■脳血管性認知症
◆脳梗塞や脳出血によって脳細胞が死んでしまうことで起こる病気です。高血圧や糖尿病などの生活習慣病が主な原因とされています。
【症状】

脳血管障害が起こるたびに段階的に進行します。また障害を受けた部位によって症状が異なります。

■アルツハイマー型
◆脳内にたまった異常なたんぱく質により神経細胞が破壊され、脳に萎縮がおこります。
【症状】

昔のことはよく覚えていますが、最近のことは忘れてしまいます。軽度の物忘れから徐々に進行し、やがて時間や場所の感覚がなくなっていきます。


出所）社会保障審議会介護保険部会（第78回）参考資料、厚生労働省老健局「認知症施策の総合的な推進について」（令和元年6月20日）から作成次に多い20%を占めるのが血管性認知症で、脳梗塞や脳出血などによって脳組織にダメージを受けることから起こります。意欲低下が目立ち、脳梗塞で見られる歩行障害や言語障害、嚥下《えんげ》障害をともなうことがあります。

レビー小体型認知症は、脳の広い範囲に「レビー小体」という円形の構造物が蓄積され、脳の神経細胞が少しずつ減っていくことで起こるもので、認知症全体の4・3%を占めています。存在しないものが見える「幻視」が特徴的な症状です。

前頭側頭型認知症は認知症の1%程度と、まれに起こるタイプですが、前頭葉と側頭葉が萎縮することで、感情のコントロールが効かなくなり、人格や行動が変化するのが特徴です。泣きわめきつづけるといった感情失禁や、欲望が抑えられなくなって、万引きや痴漢行為に走ってしまうこともあります。

以上、四つの認知症について述べましたが、これらの説明を見て、親が認知症になったら、妄想や徘徊行動、さらにさまざまな問題行動に振りまわされて、家族は大変な負担を強いられるのではないかと不安になる方も少なくないでしょう。

そのため、アルツハイマーと診断されると、がっかりする家族はとても多いのです。しかしそのイメージは、実際の認知症とはかなり乖離しています。

認知症はしだいにおとなしくなる人のほうが多いのです。基本的に脳の老化現象ですので、9割方の人がだんだんおとなしくなっていくのです。

日本では認知症の高齢者が約600万人いるとされています。人口の約20人に1人です。それほどいる認知症の患者さんの多くが徘徊や問題行動をしているなら、町中でそういう人を頻繁に見かけるはずですが、実際に目にすることはほとんどありません。

もちろん、問題行動を起こす残りの1割といっても約60万人もいることになり、ご苦労されている家族の方は決して少なくありませんが、それでも比率としては少ないのです。

加えて、繰り返しになりますが、80代半ばを超えれば誰でも少なからず認知症の症状が出るのです。実際、私が勤務していた高齢者医療専門の浴風会病院において、亡くなった方のおよそ半数を解剖して年間約100例の脳を調べたところ、80代後半以降の人で認知症特有の脳の変化が起こっていない人は皆無でした。

長生きをすれば誰でも起こるのが認知症であり、その大多数は問題行動を起こさないという正しい知識をもつことが、親の介護にあたっても、あるいは自身の高齢化に対する心構えとしても、大切なのです。

急な異変は「せん妄」の可能性

認知症はじわじわと進行する病気です。そのため、「老い支度」を整えておけば、それほどあわてる必要はありません。一方、うつ病の場合、同じような症状が急速に出ることは、すでに述べたとおりです。

もう一つ、急に変化が起こるものとして「せん妄」があります。せん妄とは意識障害の一種で、幻覚が見えたりすることがあるので、認知症と間違えられやすいのです。

高齢者においては、環境の変化や薬の副作用、あるいは入院や手術のストレスなどにより、急性の混乱状態が発生することがあります。それがせん妄です。

認知症が進行すると、しだいに行動的、性格的にはおとなしくなっていくのですが、せん妄は錯乱状態で大声を出したり、厳しい言行をともなったりすることが多くなります。「テレビから人が出てきた」など、幻覚や妄想がよく起こるのもせん妄の特徴であり、直前の記憶や近い記憶がなくなったりします。せん妄は意識障害の一種なので、夢遊病に近く、寝ぼけがひどくなった状態なのです。

せん妄は1日のうちに症状が次々と変わることも多いのですが、認知症ではそれほど変化することはありません。さらにせん妄は、早ければ数時間、長くても数週間で正常に戻ることがほとんどです。

また、せん妄が薬で正常に戻ったものの、薬をやめると再発することもあります。家に戻ったら薬をやめても症状が治まるというケースもあります。こうしたことは、長期にわたって進行する認知症とはまったく異なっています。

周囲の人がせん妄を認知症と勘違いしてしまうこともありますので、症状が出たときには早めに専門医に診せることが大切です。

認知症と診断されても日常は変えない

親や配偶者が認知症だと診断されると、たいていの方はショックを受けます。「これから大変だ」という思いから、同居の場合には家をリフォームしたり、一人暮らしの親なら家に呼び寄せたりすることがよくあります。また、危ないからと料理をやめさせたりもします。

いずれもよかれと思ってのことですが、初期の段階では、何かを変えたり禁じたりするのではなく、見守ることのほうが重要です。患者さんへの接し方や患者さんの環境を変えないことが、いちばんの介助なのです。

認知症は入力障害がメインですから、新しいことを覚えるのが難しくなっています。そのため、住環境を変えると新しい環境に適応できず、それがストレスになって認知症を悪化させてしまいます。

認知症の人は、自分の頭の中に地図を描くことが苦手ですので、新しい家ではトイレの場所を覚えられず、失禁してしまうこともあります。

また、認知症の一人暮らしというと危険に思うかもしれませんが、研究結果では、一人暮らしのほうが認知症の進行が遅いことがわかっています。新しいことは覚えられなくても、長年やってきた日々の習慣や生活の手順に関する記憶は残っていることが多いのです。

こうした記憶をなるべく長く維持するためには、それらをいままでどおり続けたほうがいいのです。

もちろん、症状の進行具合によっては、危険なことは排除していくことも考えなくてはなりませんが、認知症と診断された当初は、まずはこれまでの環境を性急に変えることはせずに、見守るほうがいいのです。

初期の認知症は生活に支障がない

認知症は軽い初期の段階であれば、社会生活を送るうえでまったく困らないどころか、さまざまな仕事をこなすことも可能です。実際、社会で活躍されている方もたくさんいます。認知症は程度の問題で、軽度であれば、ほとんど問題はないのです。

前述したように、認知症は入力障害がメインですから、覚えていないことが多くなり、トラブルが起こったりしますが、すべてを覚えられないわけではありません。忘れてはいけないことは、「メモ」をとるなどの手段を用いれば、簡単にカバーできるのです。

メモをとるのはアウトプットにもなり、脳のトレーニングにもなります。認知症の初期症状の方には、私はメモをとることを勧めていて、その習慣がちゃんと身についた方は、多少ボケても問題なく仕事などをされています。

大林宣彦監督の映画「ふたり」や、柴田恭兵さん主演の映画「福沢諭吉」などの脚本を書かれたシナリオライターの桂千穂さんは、90歳で亡くなりましたが、晩年近くまで10冊近い著書を出版されたり、シナリオ作家協会主催の「シナリオ講座」の学長を務めたりするなど、精力的に活動されていました。

桂さんは、80歳を超えたあたりから、「頭のこのへんの細胞がなくなっているのが自分でもわかる」とおっしゃっていたそうです。実際に、物忘れもだんだんひどくなる傾向にありました。

しかし、三つの部屋にカレンダーを置き、約束などはそのカレンダー全部に書き込むことにより、「約束を忘れる」というトラブルを防ぎ、亡くなられるまで活躍を続けられたのです。

しかも、桂さんは独身で、同居していた妹さんが亡くなってからは、一人で日常生活と仕事をこなしていました。認知症になっても、社会生活を十分に送ることができる好例でしょう。

多くの方が、認知症になったら終わりと考えるような偏見をもっていますが、そうではなく、初期の認知症の方は記憶力が落ちること以外は、じつは何でもできるのです。

つまり、「自分は認知症になったから、もう、おしまいだ」などと考えないで、「認知症」になった事実を受け入れ、「さて、これを長く軽度で維持して、トラブルのない社会生活を送るために、メモをとるなどの補助行為やトレーニングをしよう」と前向きに受け止めることが重要なのです。

認知症の人はうつ病とは異なり、症状があることを認めない

自分が病気であると認識することを「病識」といいますが、アルツハイマー型認知症が中期以降の患者さんの場合、この病識が欠如していることが多い点が挙げられます。

うつ病であれば、「最近、もの忘れが多いけれど、もしかして自分は認知症なのでは？」

「人に迷惑ばかりかけていて、もう早く死にたい」などと、過剰なまでにネガティブな思いにとらわれるのですが、アルツハイマー型認知症では、中期以降はこうした態度になることはめったにありません。

そのため、家族に連れられて病院に来た認知症の高齢者が、「自分はボケていない」「いたって正常だ」「周りが大げさに騒いでいるだけだ」などと反論することが少なくないのです。

だから、「最近、物忘れがひどくなったのですが、アルツハイマーではないですか」と自ら病院を訪れるような人は、むしろうつ病である可能性のほうが高いのです。

ただし、初期から中期にかけての認知症の場合、自分がボケてきていることについてまったく気づいていない人もいますが、周囲とトラブルになったり、周囲から「物忘れが激しい」などと言われたりすることで、「何かおかしい」「もしかして、本当にボケてきたのかもしれない」と、何となく不安やつらさを感じている人が少なくありません。

ただ、自分ではボケてきていることがわからないし、そのことを認めたくないため、「自分はボケていない」と強弁するケースも多いのです。

またこのような人は、医者が行う認知症の問診に対して、答えをはぐらかすこともよくあります。

たとえば、私が問診で「いま年齢はおいくつですか？」と尋ねると、年齢で答えず、「えーと、昭和15年生まれだから、いくつになりますかね」などとはぐらかします。生年月日はつねに一定ですが、年齢は毎年１歳ずつ増えます。認知症の人は、つねに不変のことは言えても、変化する事柄については答えられないことが多いのです。

「今日は何月何日？」「明日は何曜日？」といったことも、変化を覚えられない認知症の人にとっては苦手な質問です。

もちろん、こうした質問に答えられないからといって、必ず認知症だというわけではありませんが、その可能性が強いことは確かです。

とくに責任感が強い人ほど、周囲に迷惑をかけたくないという意識が強く、自分に認知症の症状が出ていることを認めたがりません。そのため、周りから失敗や物忘れを指摘されたり叱られたりすると、フラストレーションが溜まり、逆ギレして暴言や暴力的な行動につながってしまうケースもあるのです。

認知症の人に共通して起こる「中核症状」

認知症の症状には、脳の神経細胞が壊れることで起こる「中核症状」と、この中核症状に起因して起こる行動や心理状態の「周辺症状」の二つがあります。

中核症状は、どの患者さんにも共通して見られる症状で、「記憶障害」「見当識障害」「理解力・判断力の低下」「注意力の低下」「失語、失認、失行」などが挙げられます。

記憶障害は、認知症の初期の段階から起こる症状です。最初は、けさ食べたものなど、ごく近い過去の出来事を忘れてしまうことから始まります。やがて食べたこと自体を忘れ、さらには長年記憶していたことも失われていきます。

見当識障害は、自分がいる場所や今日の日付、目の前の人が誰なのかといったことがわからなくなる状態です。近所に出かけたものの、帰り道がわからなくなって迷子になってしまったりします。

判断力の低下は、振り込め詐欺などにひっかかる原因ともなっています。家族が「こういう電話がかかってきたら振り込め詐欺だから、警察に電話して」といくら注意しても、認知症の人はその注意自体を忘れてしまい、電話がかかってくると目の前の電話相手がすべてになって、総合的な判断もできなくなるのです。

注意力の低下は、その言葉どおりですが、ぼーっとしていて記憶に残らない状態になることです。

失語、失認、失行とは、それぞれ、言葉の意味がわからなくなって受け答えができなくなること、目の前のものが何であるかわからなくなること、着替えなど普段の行為ができなくなってしまうことです。

中核症状はこれら以外にも、考えがまとまらなくなったり、物事の段取りができなくなったりする症状もあります。

人によって表れ方が異なる「周辺症状」

中核症状が認知症のすべての人に見られるのに対して、人によりさまざまな表れ方をするのが周辺症状です。具体的には、徘徊や不眠、失禁、暴力や暴言などの行動、抑うつ、不安、興奮や被害妄想、焦燥感などが挙げられます。

家族を悩ませる「問題行動」はこちらに含まれていますが、重要なのは、これらの症状は必ず起こるわけではないということです。

認知症とは、脳の異常老化によってさまざまな機能や能力が侵されていく病気ですが、ある機能障害が起こったときに、残された脳の機能がどう反応するのかによって、周辺症状が決まると考えられています。

また、もとの性格や環境、周囲の人たちとの関係性などによって、症状が大きく異なってきます。

この周辺症状は、「行動症状」と「心理症状」に分かれています。「行動症状」としては、暴言・暴力、徘徊、介護抵抗（入浴や着替えなどの際に介護者に抵抗する）、食行動異常（食べられないものを食べようとする）などが代表的なものです。

また、「心理症状」には、抑うつ（気分が落ち込んで気力がなくなる）、アパシー（自発性がなくなり、1日中ぼーっとしている）、不安・焦燥、妄想（お金が盗まれたといった妄想にとらわれる）、幻覚などがあります。

認知症は治らないが進行や症状を緩和することはできる

現代の医療では、認知症を治療薬によって治すことはできません。しかし、進行を遅らせたり、症状を軽くしたりすることはできます。

たとえば認知症は初期の場合、だいたい２割くらいの人がうつ病も合併しています。ですから、セロトニンが脳内で増える薬を投与してうつ病をよくすると、如実に記憶力が回復する人が一定数いるのです。

認知症とうつ病のダブルで記憶力が落ちていたのが、うつ病だけでも改善すると、そのぶん、記憶力が回復するわけです。その結果、社会生活もままならないほどの重い認知症だった人が、初期の認知症くらいの状態に戻り、普通に生活ができるようになることもあります。

その意味でも、たとえ認知症であったとしても、男性ホルモンもセロトニンも有効です。

認知症とうつ病を併発している人に、うつ病の薬を処方したら元気になって、電車に乗って外出したり、カラオケに行けるようになったりと、行動的になる人もいます。

また、中核症状に対する根本的な治療方法はまだ確立されていませんが、周辺症状のうち「不安・焦燥」「妄想」「幻覚」などについては、適切な薬を用いたり、周囲がうまく接して精神的な不安を取り除いたりすることで、かなり症状が治まることがあります。

叱るより共感と褒め言葉で問題行動は減る

認知症の患者さんを抱える家族の方から、「認知症の人を叱ってもいいのですか?」「妄想を口にしたら否定してもいいのですか?」といった質問を受けることがよくあります。

基本的には、軽く叱る、やんわり指摘することはOKですが、強く叱ったり怒鳴ったりすることは極力しないほうがいいでしょう。

叱ろうが妄想を否定しようが、認知症の患者さんはその内容を忘れてしまいます。一時間もすると「あれだけ注意したのに」という内容と、まったく同じことを繰り返したりします。

そのため、家族や介護者はフラストレーションがどんどん溜まり、さらにきつい物言いをしたり、声を荒らげたりというように、叱責の口調や内容もエスカレートしてしまいがちです。

認知症の人は、叱られた事実や内容の記憶は、大脳皮質が関与する部分なのですっかり忘れてしまうのですが、辺縁系と呼ばれる感情を司るところの記憶は残っています。したがって、叱り方がきつかったりすると、本人には、言われたときの「不快感」だけが残ってしまいます。

そのため、「また叱られるかもしれない」とさらなる不安に駆られたり、疎外感にとらわれたりして、問題行動につながることが多いのです。「こんな場所から逃げたい」という思いが、徘徊につながってしまうこともあります。

また、そのような不安やストレスは、認知症を促進させる可能性もあります。

ですので、相手の機嫌を悪くして大変な思いをすることになるのは、介護者のほうなのです。

反対に、機嫌がいい状態を維持できれば、比較的トラブルを起こさないのが認知症の特徴でもあります。

そのことを考えれば、認知症の患者さんに対しては強くは叱らず、怒らず、否定せず、優しく笑顔で接して安心させるほうが、問題行動が起こりにくくなり、介護は楽になります。

「大丈夫だよ」「つらかったね」「大変だったね」といった共感の言葉を投げかけ、何かをうまくできたときには、褒めてあげる。そういった姿勢が患者さんの不安をとりのぞき、意欲を向上させ、ひいては認知症の進行を遅らせることにもつながるのです。

認知症患者の妄想や幻覚、同じ話の繰り返しにはどう対処する？

認知症では、妄想の症状が出ることが少なくありません。妄想で比較的多いのが、「お金を盗まれた」というものです。「誰かが家に入ってきて財布を盗んでいった」「通帳がなくなった」などと言い出し、お嫁さんや近所の人を疑うのです。

また、自分の配偶者が浮気していると責めるかたちの妄想もよくあります。

私は、このような高齢者の妄想の背景には、自分が弱い立場になってしまったという不安や、自分を周囲の人間から守らねばという焦りに近い感情があると考えています。ですから、妄想を単に否定するのではなく、こうした不安や焦りを拭い去ってあげることが大切です。

たとえば、「財布を盗まれた」と言い出したとき、たいてい本人は財布を置いた場所がわからなくなってしまっています。しかし、「自分が財布の場所を忘れるはずがない。だけど見つからない。これは嫁がとったに違いない」と妄想を膨らませていくのです。

このとき、「そんなことあるわけないだろ」「なんでそんな嘘をつくんだ」などと感情的に反論しても、本人は「嫁の味方ばかりして」「親を嘘つき呼ばわりするのか」などと反発して、不毛な口論に発展し、ひいてはさらに妄想を膨らませて問題行動が激化してしまう可能性もあります。

このようなときは、「一緒に探してみよう」と寄り添う姿勢を見せることが大切です。

そして財布が見つかったら、「ここにあったよ。よかったね」と一緒に喜んであげる。逆に、「ここにあるじゃない！　よく探してよ!!」などと叱ることは、相手を傷つけて孤立感を高めてしまうのでNGです。

本人が「周囲から認められている」「自分の立場が守られている」と感じて安心することができれば、妄想は出にくくなるのです。

妄想は、中核症状である記憶力の低下による誤った思い込みによるものですが、意識障害がある場合、実際にはないものが見える「幻覚」や、音が聞こえたりする「幻聴」が起こりやすくなります。

「あそこに見たことのない女性が立っている」「そこに虫がいる」「鐘の音が聞こえる」などと訴えるのですが、本人は「見えている」「聞こえている」と感じているので、いくら「いないよ」「聞こえないよ」と説得しても意味がありません。

このようなときには、手を握るなどして、安心させてあげることが第一です。

また、認知症の患者さんは、同じ話を何度でも繰り返すという特徴があります。話したことを忘れてしまうので、それも当然なのですが、それに対して「またその話？　いい加減にしてよ」などと返すのは禁物です。相手は、初めて話しているつもりだからです。

「回想法」という精神療法では、たとえ何度も聞いた話でも、「それは面白いね」「へえー、それから？」のように、相手の記憶を引き出すような相づちや問いかけをします。それが脳の老化を防ぎ、認知症の進行を遅らせることにつながるのです。

問題行動の背景にある原因を解消してあげる姿勢が大事

妄想や幻覚・幻聴によって、ときに激しく怒ったり、暴力的になったりすることもありますが、これに対して同じように感情的に接したのでは事態は悪化してしまいます。本人の気持ちを落ち着かせることを最優先に考え、できるだけ穏やかに接することが重要なのです。

認知症の人が問題行動を起こしたり感情を爆発させたりする背景には、必ず何らかの原因があるはずです。それは、自分のしたいことを制止されたことへの不満かもしれませんし、自分の言うことがなかなか伝わらない苛立ちかもしれません。

たとえば、何日もお風呂に入りたがらない高齢者は結構いますが、これも、服の脱ぎ方がわからないのかもしれませんし、足元がすべるので怖いのかもしれません。入浴をしたがらない理由を考えて、解消していく姿勢が大切なのです。

そのうえで、「臭くなるから入ってよ！」ではなく、「お風呂に入るとさっぱりして気持ちいいよ」と、本人にプラスになるかたちで勧めると、「入ってみようかな」と気持ちが動きやすくなります。

客観的に判断して、いろいろな不安の収め方を試してみることです。すると、それぞれに「こうすれば落ち着く」というパターンが見つかるものです。

このように、介護者の接し方によって、高齢者の問題行動は起こりにくくなっていきます。

しかし、それでも収まらない場合には、薬でコントロールできる場合がありますので、精神科医に相談してみましょう。

繰り返しになりますが、周辺症状は十人十色なので、対応の方法も含めて、あくまでこれは一つの参考であることをご理解ください。

「脳トレ」は認知症には効かない

認知症は遅かれ早かれ、誰もがかかるものだと述べました。でもどうせなら、なるべく遅いほうがいいと誰もが思うことでしょう。

では、認知症になるのを遅らせる方法はあるのでしょうか。認知症は人によって症状が出る時期や出方も異なります。しかも、脳の萎縮は同じくらいなのに、「早く認知症の症状が出る人」と「認知症の症状がほとんど出ない人」がいるのも事実です。

私はその違いは、それまでの生活、仕事、人生において、「頭をよく使う人」だったか、「さほど頭を使うことがなかった人」だったかの差ではないかと思っています。

認知症になった場合でも、「日常的に頭をよく働かせている人」は、中核症状のうちの記憶障害は進んだとしても、理解力・判断力の障害などの進行は遅くなると思われます。

ただし、理解力や判断力などの減退進行を抑えることに関しては、いわゆる「脳トレ」はほとんど効果がないということが、これまでの研究でわかってきています。巷《ちまた》では、認知症やボケ防止のために、「数独」や「100マス計算」のような「脳トレ」が推奨されていますが、じつはほとんど役に立たないのです。

軽度の認知症の人が毎日、「数独」や「100マス計算」をやれば、たしかに点数がしだいに上がっていくことが多いでしょう。その結果だけを見たら、誰もが脳トレのおかげで効果が出たと思うはずです。

しかし、同じ人に別の認知機能テストをやらせてみると、まったく点数が上がらないのです。そのように、脳トレに波及効果がないことを実証する研究は、いくつも発表されています。

つまり、脳トレによる点数向上は、頭がよくなったのではなくて、練習してそれができるようになったというだけで、慣れの問題なのです。

腕の筋肉を鍛えたからといって野球がうまくならないように、脳トレは脳のある部分のトレーニングにはなっても、脳全体のトレーニングにはなっておらず、認知症の予防にはほとんど役立っていないのです。

では、「日常的に頭をよく働かせる」には何をすればいいのでしょうか。特段、難しいことをする必要はありません。

私が経験上、もっとも効果が高いと感じているのは、「人とのコミュニケーション」です。これについては次項で述べます。

また、「脳トレ」のような単一作業ではなく、いろいろな作業を同時にやることも効果的です。

たとえば、料理です。右で味噌汁、左では炒めものをつくりながら、同時に電子レンジでチンもするというように、いろいろな作業を同時に行うため、脳を刺激します。

いつもつくっているものではなく、新たな料理やさまざまな工夫にチャレンジすることができれば、さらにいいでしょう。要するに、脳を使うときに、一つのことだけではなく、ほかのことも同時に広く行うことが効果的なわけです。

認知症を遅らせる四つの習慣

私の臨床経験からいうならば、認知症の進行を食い止めるために効果があるのは、「人とのコミュニケーション」「質のいい睡眠」「適度な運動」「趣味」です。逆に、これらがないと、認知症を進行させてしまうといってもいいでしょう。

順を追って説明していきましょう。

①人とのコミュニケーションを増やす

国立長寿医療研究センターの研究グループが、65歳以上の約1万4000人を対象に10年間にわたって調査したところ、「配偶者あり」「同居家族の支援あり」「友人との交流あり」「地域のグループ活動に参加している」「就労している」という5項目を満たす人は、そうした社会的接点が0~1個の人よりも、認知症リスクが46％も低いことがわかったといいます。

また、世界的権威のあるイギリスの医学誌「ランセット」が2020年に発表した「12の認知症発症リスク」でも、「社会的孤立」を65歳以上の高齢者において3番目に高いリスクとしてあげています。

コミュニケーションは非常に脳を使います。相手の会話の意図を汲み取り、どうやって自分の意見をわかりやすく伝えるかを考えながら、言葉のキャッチボールを重ねるということは、高度な「脳トレ」なのです。

私の臨床経験からしても、高齢者が無口になったときがもっともボケやすくなります。

お勧めなのは将棋、トランプ、麻雀など、相手と会話しながらできる対人ゲームです。これらは相手が自分の予期しない手で攻めてきたりして、脳に意外性という刺激を与えるだけでなく、会話をしながら行うので、脳をいろいろなかたちで広く使うことができるのです。

しかも、話している間に会話が広がっていけば、脳にはさらにいい刺激となります。

②質のいい睡眠をとる

睡眠が短かったり、眠りが浅くて質が悪かったりすると、アルツハイマー型認知症の原因物質とされるアミロイドβというタンパク質が脳内に蓄積されることがわかっています。

通常、脳内にあるアミロイドβは、古くなれば睡眠時に分解され、脳脊髄液から血液の中へ出ていって排出されます。

ところが、これが何らかの理由によって分解されなくなると脳内に蓄積されるようになり、やがてタウというタンパク質も増えてきて、それらが脳内に「老人斑」というシミのようなものをつくりはじめるのです。

この老人斑が脳内の神経細胞を殺すことで、そこにつながっていたすべての脳の神経細胞がつながらなくなって脳内ネットワークが大きく変わり、新しいことを覚えられなくなったり、それまでの記憶が変化して、昔のことも思い出せなくなったりするのです。

アミロイドβの蓄積は、認知症を発症する20年以上も前から始まるとされています。つまり、80代でアルツハイマーと診断されたとしても、病理学的な発症（アミロイドβの蓄積開始）は60代ということになります。

睡眠不足は、このアミロイドβの脳内での蓄積を促すのです。実際、アメリカでは徹夜した20人のうち19人が、普通に睡眠した人よりもアミロイドβの蓄積が増えたという研究結果が出ています。

また、65歳以上の約1000人を対象にした研究で「十分に眠れない」と回答した人は、5年後に認知症を発症する人が増えるというレポートもあります。

では、どのくらいの睡眠をとればいいのかというと、個人差はありますが、少なくとも6時間、できれば7時間は眠るようにしたいものです。2004年に名古屋大学が発表した調査では、11万人を10年間追跡した結果、睡眠時間6・5～7・4時間の層がもっとも長生きであることが報告されています。

③適度な運動をする

適度な運動は、質のいい眠りとも関係します。とくに高齢者にお勧めなのが、前述した「散歩」です。朝の日光を浴びながらの散歩は、「幸せホルモン」であるセロトニンの分泌を促すとともに、睡眠ホルモンのメラトニンもつくられるため、睡眠の質を高めますから、ぜひ習慣化することをお勧めします。

私も1日30分の散歩をするようになってから、糖尿病などの数値が改善し、よく眠れるようになりました。

④趣味をもつ

好きなことや楽しいこと、興味があることをやりつづけることは、前頭葉への刺激となって、認知症の進行を遅らせます。逆に嫌なこと、嫌いなことを無理にすると、ストレスが高まって認知症の進行を早めてしまいます。

趣味がある人はそれに打ち込む、もしも打ち込める趣味がない人は、「これをやっていると楽しい」ということを探すことが大切です。

高齢者は、定年退職や子供の巣立ちなどの喪失感から、自分の役割や居場所がなくなったと感じることが少なくありませんが、打ち込める趣味があれば、自分の居場所を見つけることができます。また、趣味の合う人と仲間になることもあるでしょう。

なお、「いい歳をしてこんな趣味はみっともない」「歳にふさわしい趣味をもたなくては」などと考えて、これまで続けてきた趣味を捨てたり、体裁はいいけれど興味のないことを趣味にしたりするのは意味がありません。

漫画家のみうらじゅんさんのように、エロ本の切り抜きを集めて喜ぶ人もいますし、趣味は人それぞれでなんでもいいのです。とくにエロは男性ホルモンを増やし、若さの原動力になります。

「年甲斐もない」「いい歳してみっともない」などといって引くのは、老化を加速させるだけです。もちろん、犯罪になってしまってはまずいですが、そうでなければ、アブノーマルなことでもなんでも、興味があることに踏み込んでみることをお勧めします。

ストリップに行ってみる、風俗に行ってみる、女性ならばホストクラブで遊んでみる、そういうことも興味があるなら試してみるべきなのです。意外と同好の士である高齢者と出会って、「自分だけじゃないんだな」と気づくことができるかもしれません。

世間が許容する趣味でないといけない、世間的に認められた世界でないといけないという思い込みなど、歳をとったら捨てたほうがいいのです。

歯のケアが脳の老化を防ぐ

加えて認知症予防に大切なのは、「歯の健康」です。とくに、現在の歯のケアというのは、虫歯対策というより歯周病対策が重要視されています。歯ブラシも歯に当てるのではなく、歯茎に当てて歯周病ポケットにたまった食べ物のかすを掻き出すようなブラッシングが推奨されています。

歯周病は統計データで見ると、認知症のリスクファクターになっており、歯が残っている人ほど認知症になりにくいことがわかっています。

なによりも、噛むことは脳にいい刺激を与えます。噛むことで脳内の血流が増え、前頭葉などが活性化するのです。

うつ病では、前頭葉の機能が低下しますので、噛むことはうつ病の人にとっても重要なのです。

逆に、歯がぼろぼろになってよく噛めなくなってくると、柔らかいものしか食べられなくなりますし、食べ物がまずく感じられるようになって粗食になるため、栄養状態も悪くなってボケる原因になるのです。

加えて、噛まなくなると咀嚼筋や口筋肉が弱ることで、嚥下が悪くなります。その結果起こるのが、誤嚥性肺炎です。日本では、死因の7位くらいに入っているほど、誤嚥性肺炎で亡くなる方は多いのです。

こうしたことを避けるために歯のケアは重要ですし、歯が抜けた人にはインプラントもお勧めです。

私も昔から噛むことが脳にいいと思ってきたため、ガムを噛むのが習慣になっています。歯を丈夫に保っておくことは、脳の老化予防にはとても大事なのです。

65歳から急増する「耳が遠くなる」は認知症の原因にも

歳をとると「耳が遠くなる」といいますが、これは医学用語では「加齢性難聴」と呼ばれる現象です。加齢性難聴は、一般に50代くらいから高い音が聞こえにくくなることから始まり、65歳を超えると急に増加するといわれます。

愛知医科大学の内田育恵《やすえ》特任教授らが日本老年医学会で行った報告によれば、加齢性難聴の年代別割合は、60代前半では５～10人に１人だったものが、60代後半になると３人に１人になり、75歳以上となると７割以上にもなるといいます。

耳が遠くなると、認知機能の低下を招きやすくなります。医学誌「ランセット」も、難聴などの聴覚障害を「12の認知症発症リスク」のなかでもっとも高いリスク要因だと指摘しています。

その理由の一つは、人とのコミュニケーション不足に陥ることが挙げられます。相手の話が聞き取りにくくなると、しだいに人との会話が面倒になり、コミュニケーションが減っていきます。それによって社会活動量が減り、うつ傾向が強まったり、社会的に孤立したりして、認知症が進むのです。

また、耳が聞こえにくくなると、人の話をなんとか聞き取ろうとして、脳の能力が聴覚処理に費やされてしまい、ほかの認知機能が落ちることで認知症が進むという説もあります。これを「認知負荷仮説」と呼びます。

ですので、耳が聞こえにくくなったときには、耳鼻科で診療を受けて難聴の進行を食い止めるとともに、迷わずに補聴器を使うことです。

また、周りの人たちも、高齢者が話す様子のなかで「何度も聞き返す回数が増えた」「電話で話す声が大きくなった」「テレビの音が大きくなった」といったことが目立つようになったら、耳鼻咽喉科の受診を勧めたほうがいいでしょう。

現在の補聴器は、ハウリングが起こりにくくなるなど高性能化が進んでいるうえ、機器が小さくなり、装着しやすくなっています。

通常、片耳で15万～20万円くらいが相場ですが、現在では低価格で高性能のものも発売されています。また、最近は1カ月数千円程度のお試しレンタルの補聴器もありますので、そういったものを活用して、自分に合う補聴器を探すのも手です。

なお、難聴の程度によって、聴覚障害者に認定されると、国や自治体から一定の補助が出る場合もあるので、お住まいの地域の状況を調べてみるといいでしょう。

歌うことも認知症には効果的

認知症に対しては、音楽を聴いたり、あるいは介護施設で合唱したり、カラオケを歌ったりするといった「音楽療法」があります。

音楽には、不安やストレスを和らげる効果とともに、手拍子をしたり、自分でも歌ったりすることで、脳に刺激を与えて活性化するという作用もあります。インプットよりアウトプットすることのほうが、大きな効果があるのです。

ただ、日本の場合は音楽を義務教育で強制的に教えているので、音楽が嫌いな人も少なくありません。

また、デイサービスではかつて、童謡を歌わされることがよくありました。しかし、いくらボケても子供に戻るわけではないので、やはりそれでは乗れない人が多く、そのためカラオケを行う施設が増えています。とくに、若い頃に流行っていた歌なら積極的に口ずさむ人が増えるようです。ですので、これからはデイサービスでも、ビートルズの曲などが歌われるようになると私は予想しています。

歌にしても踊りにしても、やはり好きなものをやらせることが重要なのです。

第6章

100歳まで若いメンタルを保つ生活術

終活はやらないほうがいい

高齢者のなかには、亡くなったときのために身の回りのものや財産を整理する終活や生前整理を意識して、実際にいろいろ処分したり、亡くなったあとの葬儀や墓に関することをあれこれ決めたりする人も少なくありません。

しかし私は、がんなどで余命があらかじめわかっているケースを別にして、基本的に終活や生前整理は必要ないと思います。

メディアなどでは、さかんに終活に取り組むべきだといわれます。もちろん、自分の死後のことが心配なら終活もいいのですが、むしろ必要なのは、生きている間に何をしたいか、どう生きたいかを考えるほうが先だと思います。

財産などは子供に遺さず、自分のために使い切ってしまうほうがいいのです。

１９６０年代までは、男性の平均寿命は65～69歳でしたから、親の死亡時に子供も30代～40代で、まだ家のローンが残っているうえに孫も小さいので、遺産は家計の足しになってありがたかったのです。それから10歳以上も平均寿命が延びた現在では、自分が死ぬときには子供は50代、60代で、孫も大学を出て自立していることも少なくないため、遺産を遺す意味はあまりありません。

それに、へたに遺産を遺せば子供や親族間のトラブルの元になります。親としては、自分の子供たちが遺産をめぐって争い、仲たがいをすることなど望まないはずです。

だから、私は、家業を継ぐ以外のケースでは相続税を100％にして、年金財政も高齢者福祉もそれでまかない、若者に負担させないようにすればいいと提言しています。

相続税が100％になれば、高齢者ももっとお金を使うようになりますから、経済が活性化します。資産家の親のもとに生まれる人と、貧乏な親の子供として生まれる人の運命の差を「親ガチャ」などといいますが、子供が親の資産を継げなくなれば、そうした格差も小さくなるでしょう。

それはともかく、死んだあとのことを心配するより、死ぬときに「あれをやっておけばよかった」という後悔をしないことが重要です。これは、がんで余命宣告されたときも同じです。死んだあとのことより、余命をどのように楽しく、面白く過ごすかということを考えるほうが賢明だと思います。

しかも、亡くなったあとのための身辺整理というと、いかにも現世の欲を捨てる断捨離のようなイメージがありますが、欲というのは最期まで捨てるべきではないと思いますし、それが生きる糧になるのだと思います。

終活や生前整理は、たいてい自分が亡くなったあとに、残された人に迷惑をかけないようにと思って行うことが多いのですが、それもやりすぎないほうがいいのです。自分の楽しみ方を考えたほうがいい。そのほうが免疫力も上がりますし、寝たきりになるより、元気で長生きしたほうが家族にとってもありがたいはずです。

高齢者は「オレオレ詐欺」にひっかかりやすい？

よく、「高齢者はオレオレ詐欺にひっかかりやすい」といわれます。多くの人は、その理由として、高齢者になると判断力がにぶるからと考えます。しかし、多くの人が勘違いしているのですが、認知症でないかぎり高齢者はむしろ慎重なので、だまされない人のほうが圧倒的に多いのです。

それでも高齢者が狙われやすいのは、日中、家にいることが多いのが一因でしょう。詐欺集団は片っ端から電話をかけてオレオレ詐欺を仕掛けるわけですから、どうしても家にいる確率の高い高齢者が相手となりやすいのです。

オレオレ詐欺などの特殊詐欺集団のやり口は非常に巧妙で、高齢者でなくても誰でもだまされてしまう手口だといえます。彼らの手口には、基本的に三つの特徴があります。

一つ目は、「息子さんが痴漢をした」「会社のお金を横領してしまった」などと言って、相手を不安に陥れることです。

二つ目は、「今日示談にしないと名前が表に出てしまう」「今日3時までにお金を戻せば経理上証拠が残らない」などと言って、お金が即日必要だと強調することです。そのように時間を区切ることで、相手の焦りを呼ぶのです。

そして三つ目は、とどめに「この話は、誰にも言わない、ここだけの秘密だ」と約束させることです。せっかく秘密裡にうまく処理しようというのに、それがバレたら元も子もない、と囁《ささや》くのです。誰かに相談すれば、「それはきっと詐欺に違いない」「息子の携帯電話に電話してみろ」といった冷静な反応が返ってくるでしょうから、情報を遮断するのです。

このように、不安をあおったうえで時間を区切り、情報を遮断するという3点セットにより、相手をひっかけるわけです。判断力を失わせる巧妙な手口であり、高齢者の判断力が衰えているからひっかかるというわけではないのです。高齢であることが理由となるとすると、家にいることが多い、相談できる人が日中働いていて連絡が取りにくい、といったことはあるとは思いますが。

ですから、こうした詐欺の手口をたくさん教えてあげれば、だまされる可能性は低くなるでしょう。

認知症高齢者がだまされないための「成年後見人」

また、認知症の高齢者については、成年後見制度というものがあります。これは認知能力が不十分になったときに活用する制度で、「成年後見人」の同意がなければ、購入や契約をできなくするものです。成年後見制度には、成年後見人を家庭裁判所が選出する「法定後見制度」と、自分自身で任意後見人を選び、本人の代理となってやってもらいたいことを決めておく「任意後見制度」があります。

法定後見制度では、ほとんど自分で判断できない状態の人につける「後見」、買い物や身の回りのことは自分でできるものの、取引の判断などが難しい人につける「保佐」、ほとんどのことは自分でできるが、重要な取引の判断に不安がある人につける「補助」の三つがあります。

重度の認知症の場合、「後見」をつけることがほとんどですし、家族も重要な契約の判断を本人に任せることはないでしょう。

問題は、軽い認知症の場合です。買い物などをふくめて、それなりに自分一人でできてしまうために、家族としても「まあ、まだ大丈夫だろう」と思いがちです。

リフォーム詐欺などが流行ったとき、一人暮らしの親に「誰かが来ても絶対に家に入れないでね」などと言っても、軽い認知症や物忘れが始まっていると、過去のアドバイスを忘れてしまうことが多いのです。しかし、相手の言うことはよくわかるから、業者に「ほら、ここにひびが入っていますよ。このままだと家が崩れてしまいますよ」などと言われると信じて、その場で契約を結んでしまったりするのです。

こうしたことを防ぐために、成年後見制度を利用して、本人以外に後見人の同意がなければ売買や契約が成立しないようにするというのも、一つの有効な手段です。

人づきあいも運動も、したくないならしなくていい

前述したように、コミュニケーションは脳の老化を防ぐための最善の方法です。1日に5分でも10分でも、人としゃべる機会はもっておいたほうがいいでしょう。

週に2~3回、デイサービスなどに行けば、いろいろなスタッフや同じ利用者たちと話す機会ができますので、十分ではないものの、それなりに会話はできます。

最近は、SNSがコミュニケーションツールとして一般的に使われるようになっていますが、できれば対面、それが無理なら電話での音声通話のほうが望ましいといえます。生のやりとりですから脳を活性化するのです。

ただし、気軽に話せる友人がいればいいのですが、もしもいない場合には、無理をして話し相手を見つける必要はありません。とくに、気が合わない人と無理にコミュニケーションをとると、むしろストレスを高めてしまいます。

住まいについても、一人暮らしが好きな人は、そうすればいいのです。それは決していびつなことではありません。

また、本書では脳の老化を防ぐためにも適度な運動がいいと書きましたが、体を動かすのが嫌いな人もいるでしょう。そういう人が無理に運動しても、やはりストレスになるため、あまりいいことではありません。

私のようにもともとスポーツのできなかった人間は、人より運動ができないことにたいした危機感がありません。また、知的職業の人、あるいはとくに画家や音楽家などの芸術家は、高齢になってもボケないし、体も元気なことが多いのです。ですから、身体を強く保つために、本当に運動が必要なのかといえば、わからないといえます。むしろ、脳を使うことのほうがいいのではないかという考えもあります。

いずれにせよ、やりたいことをやる、やりたくないことはやらない、というのが免疫力を高め、うつ病を防ぎ、認知症を遅らせることにつながります。

毎日楽しく笑うこと

新型コロナウイルスワクチンの開発をしているバイオ製薬企業アンジェスの創業者で、大阪大学大学院寄附講座教授の森下竜一氏の研究グループが、吉本興業とともに、笑いと健康の関係についての実験を行いました。

高齢者向けの施設で週に一度、吉本の芸人にお笑いライブを開いてもらい、それを見て楽しんだ施設の入居者の体調にどのような変化があるかを調査するというものです。

すると、その実験の期間中、入居者の方の血圧が低下し、リハビリに対するやる気が出てきただけでなく、ストレスマーカーの一つである「クロモグラニンA」が減少し、「幸せホルモン」であるセロトニンが上昇したことがわかりました。

加えて、笑うことで顔の筋肉を動かすことによって脳の血行がよくなり、神経ペプチドという神経伝達物質のような働きをするものが生産され、それが免疫細胞であるＮＫ（ナチュラルキラー）細胞を活性化させることもわかっています。

つまり、笑うことは脳に効果的であると同時に、免疫力のアップにも非常に効果があり、風邪やがんにかかりにくくなることが判明したのです。

加えて、笑うと大きく息を吸い込むことが副交感神経への刺激になり、心身がリラックスします。

「笑う門には福来る」ということわざがありますが、これは科学的にも真実なのです。

ですので、落語や漫才、コントなどを見て笑うのも、大いに効果があります。ぜひ、意図的に「笑う」ことを心がけてください。

ただし、テレビのバラエティ番組は、本気で笑うために見るというよりも、ながら見や暇つぶしのための視聴になってしまうことが多いので、あまりお勧めしません。

あるテレビ局の方は、現在のテレビはコンプライアンスがうるさすぎて、面白いことがやれないとこぼしていました。そして、本当に面白い芸にふれたいなら、劇場に行くしかないとおっしゃっていました
喜劇映画や落語、漫才など、「脳をくすぐる本物の笑い」にふれることが大切です。劇

場に足を運ぶのが難しいなら、ＤＶＤやＹｏｕＴｕｂｅでお好みの芸人の芸をまとめて見ることでもいいと思います。

しかし何よりお勧めなのは、日常生活のなかで家族や友人たちと笑い合える時間をもつことです。

かつての同級生との集まりを復活させるのもいいかもしれません。私の周りでも、定年を前後して、かつての同級生が集まる会合が増えるようになってきました。肩書がなくなってからのほうが、昔の素の自分に戻って心から笑えるのかもしれません。

ぜひ楽しくなることを見つけて、毎日大いに笑い、脳を刺激してください。

「かくあるべし思考」をやめなさい

高齢者になるほど、「かくあるべし」という考え方を捨てるべきです。しかし世の中には、「かくあるべし」という思い込みが溢れています。

たとえば高齢者に対しては、「血圧は低くしなくてはならない」「コレステロールを減らすために肉は控えめにすべきだ」「夜はきちんと睡眠をとらなくてはいけない」「高齢者介護は家族が在宅ですべきだ」……。

しかし、こうした「かくあるべし思考」が、かえって高齢者にストレスを与え、老人性うつを招いたり、免疫力を弱めたりする原因になっているのです。

私が高齢者に「テレビを見るべきではない」とよく言うのは、テレビでは限られた時間でインパクトのある話をしなくてはならないため、複雑な問題を単純に断定したり、さまざまな見方がある事柄について一方の意見に偏って論じたりすることが少なくないからです。そのため、視聴者はテレビによって「かくあるべし思考」が強まってしまう傾向にあるのです。

前述したように、加齢にともない前頭葉の萎縮が進行し、意欲やクリエイティビティがしだいに減退していきます。こうした脳の退化を食い止めるためには、それまでの自分になかった新しい考えや、新しい体験をすることが重要になります。

しかし、「かくあるべし思考」はその新しい考えや体験を妨げる方向に働きます。観念や行動が固定され、生活のマンネリ化につながってしまうのです。

むしろ「歳をとったんだから、もう世の中の常識なんかにとらわれなくていいよね」くらいに考えたほうがいいのです。だいたい、世の中の出来事は、白か黒かはっきりしていることのほうが少ないのですから、物事を白黒・善悪で分ける2分割思考などはやめるべきなのです。

毎日が実験と思う

私が高齢者にお勧めしているのは、「毎日が実験だと思って過ごしましょう」ということです。いろいろな店に行ってみる、なんか面白そうだと思ったらやってみる。習い事にしても、「いまさら」「どうせ」などと言わないで、1回は行ってみる。

それでまずかったら、あるいは、つまらなかったら行くのをやめればいい。なにしろ実験なのですから。日本人の悪いところは、なんでも失敗してはいけないと考えがちなことですが、実験というのは失敗が前提なのです。

ついでにいえば、習い事でも、スキルを取得するまでの道筋がコースになっていて、手取り足取り、いわれたとおりのことをただこなしていくだけのものは避けたほうがいいでしょう。自分で試行錯誤して、いろいろ失敗できるようなもののほうがいいわけです。

たとえば料理教室ならば、味付けや調理時間、盛り付けなど、どうしたらおいしく、見栄えのいい料理ができるのか、あれこれ試しながら、そしてときには失敗しながら、経験を積んでいくことができます。

もちろん自尊心も大事ですから、まったくやったことがない、一からの習い事でうまくいかないよりは、これまで多少できたことの延長として、もっとスキルを伸ばすというものでもいいと思います。やはり人間は、できる体験をすることがメンタルにいいのです。

いずれにせよ、失敗覚悟でいろいろなことを恐れないという心構えが大切です。

さまざまなことにチャレンジして脳を活性化し、ワクワクした毎日を過ごすことが、高齢者にとってもっとも大事なことなのです。

おわりに

本書に最後までおつきあいいただき、ありがとうございました。

多少なりともメンタルの健康のためにヒントになったとか、気持ちが楽になった、あるいは認知症やうつ病の知識を得ることができてよかったと思えるなら、著者としてとても嬉しく思います。

メンタルヘルスの第一歩は、まず知ることです。

たとえば、認知症にしてもうつ病にしても、どんな病気であるかを知らなければ不安が募るばかりです。

それが少しでも楽になってもらえるだけでも本書の意味があります。

さて、本書ではいろいろとアドバイスを書かせていただきましたが、一つお断りしておきたいのは、それを全部実行する必要はないということです。

自分に合いそうなことや、やる気がするものだけやってもらえれば十分です。それによって少しでも気分が変わったなら、さらにやる気が出てくるかもしれません。

全部やろうとするのは、まさに心に悪い「完全主義」ですし、「かくあるべし思考」です。

そのような考えをもっていると、「できない自分」を責めかねません。

いろいろと試してみて、うまくいくものもあるし、そうでないものもあるという感覚をつかんでもらうのが、メンタルヘルスにはいいと私は信じています。

つまり、私は実験する材料を提供したと考えています。試してみてうまくいけば実験成功、うまくいかなければ実験失敗ということです。

本書に限らず、どんなことをするにしても、初めから答えが出ているわけではありません。「やってみなければわからない」と思うことができれば、生きることが楽になるし、いろいろなことを試せて人生が楽しめます。何はともあれ「まずは試してみる」ことを、本書の最後に私から提案したいと思います。

こうすることで残りの人生は退屈しないでしょうし、仮にうまくいかなくても、「次を試せばいいや」と思えれば、必要以上に落ち込むこともないでしょう。

それがメンタルヘルスの極意だと私は信じています。

末筆になりますが、本書の編集の労をとってくださった徳間書店の明石直彦さんに深謝いたします。

2023年7月初旬

和田秀樹

和田秀樹（わだ・ひでき）

1960年大阪市生まれ。精神科医。1985年東京大学医学部卒業。東京大学医学部附属病院精神神経科助手、米国カール・メニンガー精神医学校国際フェロー、高齢者専門の総合病院である浴風会病院の精神科を経て、現在、ルネクリニック東京院院長。30年以上にわたり、老年精神医学の専門家として高齢者医療に携わる。主な著書に『70歳からの選択　健康・お金・時間・家族……これをやめれば楽になる』（徳間書店）、『70歳が老化の分かれ道』（詩想社新書）、『六十代と七十代 心と体の整え方』（バジリコ）、『80歳の壁』（幻冬舎）など多数。
公式 HP https://hidekiwada.com/

長生きはメンタルが9割
心と体の寿命をのばすストレスのない生き方

第1刷　2023年7月31日

著者／和田秀樹

発行人／小宮英行
発行所／株式会社 徳間書店
〒141-8202　東京都品川区上大崎3-1-1　目黒セントラルスクエア
電話／編集 03-5403-4344　販売 049-293-5521
振替／00140-0-44392
カバー印刷／近代美術株式会社
印刷・製本／中央精版印刷株式会社

ISBN978-4-19-865618-8